常见病

医方·医案·医论

系列丛书

白癜风中医诊疗 经验集

本书或详于论述脏腑病机，或着眼论述处方用药，有对先贤理论的继承发挥，也有现代研究的成果运用，白癜风一本通，适合于基层医生和广大患者阅读参考。

全书有论、有方、有案，内容丰富，理论和实践结合，切于实用，可谓

◎丛书主编　高新彦

◎本册主编　高忠彦　高新彦

◎编　委　马宽玉　陈亚龙　廖成荣　朱璋　刘明怀

　　　　　石峻　周倩　李朝红　李新华

U0282499

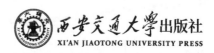

西安交通大学出版社

XI'AN JIAOTONG UNIVERSITY PRESS

内容提要

《白癜风中医诊疗经验集》全书分基本知识、医方、医案、医论四部分。其中基本知识部分是对白癜风流行病学、病因病机、临床表现、诊断治疗、预防保健的系统概述;医方部分则集内治、外治、针灸、食疗等方法于一体,是临床医家治疗白癜风的经验汇总;医案部分是众医家辨证、立法、处方的临床记录,选取了21位医家治疗白癜风的典型验案,虽不能统览全貌,但可窥见一斑;医论部分选取25位医家对白癜风的独特论述。全书或详于论述脏腑病机,或着眼论述处方用药,有对先贤理论的继承发挥,也有现代研究的成果运用。全书有方、有案、有论,内容丰富,理论和实践结合,切于实用,可谓白癜风一本通,适合于基层医生和广大患者阅读参考。

图书在版编目(CIP)数据

白癜风中医诊疗经验集/高忠彦,高新彦主编. —
西安:西安交通大学出版社,2016.1(2024.9 重印)
ISBN 978 - 7 - 5605 - 8288 - 7

Ⅰ.①白… Ⅱ.①高… ②高… Ⅲ.①白癜风—中医
治疗法—经验 Ⅳ.①R758.4

中国版本图书馆 CIP 数据核字(2016)第 032334 号

书 名 白癜风中医诊疗经验集
丛书主编 高新彦
本册主编 高忠彦 高新彦
责任编辑 秦金霞 郭泉泉

出版发行 西安交通大学出版社
         (西安市兴庆南路 1 号 邮政编码 710048)
网 址 http://www.xjtupress.com
电 话 (029)82668357 82667874(市场营销中心)
         (029)82668315(总编办)
传 真 (029)82668280
印 刷 西安日报社印务中心

开 本 727mm×960mm 1/16 印张 11 字数 198千字
版次印次 2016 年 6 月第 1 版 2024 年 9 月第 5 次印刷
书 号 ISBN 978 - 7 - 5605 - 8288 - 7
定 价 23.80 元

如发现印装质量问题,请与本社市场营销中心联系。
订购热线:(029)82665248 (029)82667874
投稿热线:(029)82668803
读者信箱:xjtumpress@163.com

前　言

　　扁鹊曾曰:"人之所病病疾多,医之所病病道少。"就是说人们最苦恼的是所患疾病太多,而医生最苦恼的是治疗疾病的方法太少。纵观社会发展历史,自古以来,人们都在不断探索和研究治疗疾病的效用之药。

　　随着工业化、全球化、人口老龄化进程的加快,人类社会和经济在迅速发展的同时,不利于人类健康和生存的社会因素也日益增多。一些古老传染病逐渐复苏,而新的传染病也开始出现并流行。据统计,近几十年来,全球新增传染病四十多种,而老传染病如结核、疟疾等疾病发病率也呈上升趋势。人们在生活逐渐富裕以后,复杂的生物、社会及心理等综合因素引起的"现代文明病"亦随之而来。当前疾病谱已从感染性、传染性疾病向非传染性疾病演变,不良生活方式引起的疾病越来越多,慢性病比例越来越大,意外伤害也有所增加,尤其是心脑血管病、癌症、糖尿病等已成为常见病、多发病,并成为威胁人类健康的主要杀手。

　　清代名医徐灵胎曾说:"一病必有一主方,一方必有一主药。"长久以来,对专病进行全面深入研究是医疗工作者面临的重要课题。特别是近几十年来,医学文献信息迅速增多,及时总结研究对专病防治具有重要意义。广大患者也迫切需要了解所患疾病的专门知识和防治方法。有鉴于此,我们组织编写了"常见病医方·医案·医论"系列丛书,本套丛书专病专书,突出中医,突出医方,突出实用。首批出版了《高血压病中医诊疗经验集》《高血脂症中医诊疗经验集》《冠心病中医诊疗经验集》《糖尿病中医诊疗经验集》《乳腺增生病中医诊疗经验集》《痛风病中医诊疗经验集》。本期(第二期)将出版《失眠症中医诊疗经验集》《白癜风中医诊疗经验集》《不孕症中医诊疗经验集》《风湿性关节炎中医诊疗经验集》《痤疮中医诊疗经验集》。

白癜风是一种后天性色素脱失性皮肤病,好发于暴露部位而影响美观,本病在世界各地均有发生,其病因和发病机制尚不十分清楚。该病易诊难治,治疗方法虽多,但一般疗程长、收效慢、治愈率低,因此治疗一直是临床研究的重点。近年来,随着中西医领域对白癜风研究的深入和一些新药物、新技术的应用,白癜风治疗药物和方法不断创新,疗效也不断提高,中西医在白癜风的治疗方面取得了令人鼓舞的进展。

本书通过白癜风"基本知识",力图使人们对白癜风有一个比较全面的认识。全书重点在于白癜风的"医方",其包括内治、外治、针灸、食疗药膳、名医方、单验方等,突出实用性。列举若干名医"医案"与"医论",目的在于对白癜风临床诊疗、辨证论治、思维方法的借鉴与应用。全书力求做到专病一本通,给医者以启示,给患者以指导。但疾病是复杂的,患者必须经过医生诊治,绝不可按图索骥,以免贻误病情。

本书编撰过程中,我们广泛查阅了有关文献资料,在此对原作者表示衷心感谢。由于我们学术水平、编写时间以及收集资料所限,书中缺点和疏漏在所难免,敬请同道和读者不吝赐教。

高新彦

陕西中医药大学教授

全国首届百名中医药科普专家

中华中医药学会名医分会常委

2015 年 12 月 5 日

目 录

第一章　白癜风基本知识

一、白癜风流行病学概况 ································· 001

二、白癜风与黑色素 ································· 002

（一）黑色素的形成 ································· 002

（二）皮肤黑色素的功能 ································· 002

（三）黑色素的代谢 ································· 003

（四）影响黑色素代谢的因素 ································· 003

（五）白癜风与黑色素细胞凋亡 ································· 005

三、白癜风的概念、病因及发病机制 ································· 006

（一）白癜风的概念 ································· 006

（二）病因和发病机制 ································· 006

四、白癜风临床表现、分型及分期 ································· 007

（一）临床表现 ································· 007

（二）分　型 ································· 009

（三）分　期 ································· 009

五、白癜风的诊断 ································· 010

（一）诊断标准 ································· 010

（二）诊断依据 ································· 011

（三）鉴别诊断 ································· 011

六、实验室检查 …………………………………………… 012

(一)白癜风生化检查 ……………………………………… 012

(二)组织病理学检查 ……………………………………… 013

(三)Wood 灯检查 ………………………………………… 013

七、白癜风的西医治疗 ……………………………………… 013

(一)内治疗法 ……………………………………………… 013

(二)外用药物 ……………………………………………… 015

(三)其他疗法 ……………………………………………… 016

八、白癜风的中医诊疗 ……………………………………… 016

(一)历代中医对白癜风相关病症的认识 ……………… 016

(二)白癜风的中医病因病机 …………………………… 020

(三)白癜风的辨证论治 ………………………………… 022

(四)白癜风的中医治疗方法 …………………………… 022

(五)治疗白癜风的中药 ………………………………… 023

九、白癜风的预防与护理 …………………………………… 023

(一)预　防 ……………………………………………… 024

(二)护　理 ……………………………………………… 025

第二章　医　方

内　治

一、辨证论治 ………………………………………………… 029

(一)基本证型 ……………………………………………… 029

(二)二型论治 ……………………………………………… 031

(三)三型论治 ……………………………………………… 032

(四)四型论治 ……………………………………………… 035

（五）五型论治 ……………………………………………… 037

（六）六型论治 ……………………………………………… 040

（七）七型论治 ……………………………………………… 043

（八）八型论治 ……………………………………………… 044

二、名医方 …………………………………………………… 046

三、单验方 …………………………………………………… 062

四、中成药 …………………………………………………… 064

外　治

一、外　搽 …………………………………………………… 067

二、外　洗 …………………………………………………… 072

针　灸

一、针刺法 …………………………………………………… 073

二、灸　法 …………………………………………………… 074

三、耳针法 …………………………………………………… 074

四、刺络拔罐法 ……………………………………………… 075

五、穴位埋线法 ……………………………………………… 075

六、七星针疗法 ……………………………………………… 075

气　功

一、放松功 …………………………………………………… 076

二、强壮功 …………………………………………………… 076

三、保健功 …………………………………………………… 076

食疗药膳

一、白癜风患者适宜食物及功效 …………………………… 076

（一）蔬菜、花茶类 ……………………………………………… 076

（二）豆　类 ……………………………………………………… 078

（三）五谷类 ……………………………………………………… 079

（四）肉类及动物内脏 …………………………………………… 080

（五）药用食物类 ………………………………………………… 080

二、白癜风患者常用食物的配制 ………………………………… 082

（一）代茶品 ……………………………………………………… 082

（二）汤　类 ……………………………………………………… 082

（三）药粥类 ……………………………………………………… 083

多法联用

一、中药内服联合外搽法 ………………………………………… 085

二、针药并用法 …………………………………………………… 086

三、药罐法 ………………………………………………………… 087

四、针罐法 ………………………………………………………… 088

其他疗法

一、刮痧疗法 ……………………………………………………… 088

二、皮肤划痕法 …………………………………………………… 089

三、发疱疗法 ……………………………………………………… 090

四、以色治色法 …………………………………………………… 090

第三章　医　案

一、杨洪涛医案（天津中医药大学第一附属医院）……………… 094

二、王圣祥医案（湖北省武汉市中医医院）……………………… 094

三、于叶医案（江苏省常州市中医医院）………………………… 095

四、李瑞堂医案（甘肃省玉门市中医医院）……………………… 095

五、陈达灿医案(广东省中医院) ……………………………………………… 096

六、李家庚医案(湖北中医药大学) …………………………………………… 096

七、林夏医案(安徽省马鞍山市中医院) ……………………………………… 097

八、刘红霞医案(新疆医科大学附属中医医院) ……………………………… 098

九、马绍尧医案(上海中医药大学附属龙华医院) …………………………… 098

十、唐定书医案(成都中医药大学附属医院) ………………………………… 099

十一、杨柳医案(南方医科大学中医药学院) ………………………………… 100

十二、穆怀萍医案(天津中医药大学第一附属医院) ………………………… 101

十三、蔡瑞康医案(北京空军总医院) ………………………………………… 102

十四、欧柏生医案(广西中医药大学第一附属医院) ………………………… 103

十五、高天文医案(第四军医大学西京皮肤病医院) ………………………… 104

十六、沈家骥医案(云南省中医中药研究院) ………………………………… 104

十七、王莒生医案(首都医科大学附属北京中医医院) ……………………… 105

十八、王启琏医案(天津市中医药研究院附属医院) ………………………… 106

十九、喻文球医案(江西中医药大学) ………………………………………… 106

二十、张作舟医案(中国中医研究院广安门医院) …………………………… 106

二十一、钟以泽医案(成都中医药大学附属医院) …………………………… 107

第四章 医 论

一、穆怀萍医论 ………………………………………………………………… 110

二、欧柏生医论 ………………………………………………………………… 112

三、高天文医论 ………………………………………………………………… 115

四、闵仲生医论 ………………………………………………………………… 117

五、沈家骥医论 ………………………………………………………………… 121

六、王莒生医论 ………………………………………………………………… 123

七、王启琏医论 ……………………………………… 125

八、余土根医论 ……………………………………… 127

九、喻文球医论 ……………………………………… 130

十、张作舟医论 ……………………………………… 133

十一、钟以泽医论 …………………………………… 134

十二、蔡瑞康医论 …………………………………… 136

十三、傅魁选医论 …………………………………… 137

十四、李红毅医论 …………………………………… 137

十五、黄莺医论 ……………………………………… 140

十六、马绍尧医论 …………………………………… 142

十七、杨柳医论 ……………………………………… 145

十八、李元文医论 …………………………………… 147

十九、蔡念宁医论 …………………………………… 150

二十、刘红霞医论 …………………………………… 153

二十一、林夏医论 …………………………………… 155

二十二、陈达灿医论 ………………………………… 157

二十三、刘复兴医论 ………………………………… 159

二十四、禤国维医论 ………………………………… 161

二十五、唐定书医论 ………………………………… 162

第一章　白癜风基本知识

一、白癜风流行病学概况

　　白癜风是一种常见的皮肤色素脱失性疾病,世界各色人种(各民族)均可发生。经过三十多年来的改革开放,人们的物质和文化生活水平有了很大提高,但随之而来的环境污染,食物中含有的有害物质对人体的不良影响导致许多疑难性疾病发病率升高。工作与生活压力进一步加大、社会关系进一步复杂化等综合因素造成了现代社会各个年龄段的白癜风的发病率有所上升,尤其是青少年发病率的快速上升令人担忧。

　　白癜风在自然人群中的发病率为0.15％～2％,国外报道约为1％～2％。经调查,白癜风的人群发病率有地区、人种、肤色的差异。如在我国东北地区皮肤病普查提示,白癜风的普遍发病率为0.09％～0.15％。另有资料显示,白癜风发病率江苏南京地区为0.29％,上海地区为0.54％,湖北某县为0.5％～1％,而山东济南竟高达2.7％,这可能与人们的生活、饮食习惯及工作环境因素有关。一般来说,肤色越深的人发病率越高,如美国不到1％,而印度则高达4％,有些地区(如非洲)曾把白癜风视为地区性流行病。黄种人介于白种人与黑种人之间,如日本发病率约为2％,而我国人群中患病率在0.1％～2％。

　　本病男女发病率大致相等,但女性发病年龄较男性提早约5年。从初生婴儿到老年均可发病,但以青少年为最多。研究资料表明,白癜风发病年龄在10～30岁居多,25％发生于8岁以前,约50％发生于青春期,这可能与他们处在身心发育阶段,神经内分泌系统相对而言不稳定以及受免疫、营养与环境因素的影响有一定关系。我国山西曾有资料显示,8303例白癜风患者中,有家族史者438人,占5.3％,家族成员患病中一级亲属患病占57.5％～82.8％,提示本病有一定的遗传倾向。除此之外,阳性家族史的这部分患者比没有阳性家族史

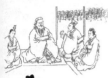

的患者发病早。

综合而言,认识与预防白癜风已成为一项非常迫切的任务。

二、白癜风与黑色素

(一)黑色素的形成

黑色素是在黑素细胞的黑体素内形成的,广泛存在于人的皮肤、黏膜、视网膜、软脑膜及胆囊与卵巢等处。人皮肤的表皮约有 20 亿个黑色素细胞,重约 1 克,平均每平方毫米 1560 个,并对称分布于全身。

黑素细胞是一种腺细胞,位于表皮的基底细胞层和皮肤毛囊,能合成并分泌黑色素。然而黑色素的生物合成过程极为复杂,是通过未成熟的黑色素内酪氨酸-酪氨酸酶反应形成的。现已明确,以游离状态存在于黑色素细胞质内的酪氨酸,先在核糖体内合成含有酪氨酸酶的蛋白,再通过粗面内质网在高尔基内质网溶酶体系内,缩合成具有活性化的酪氨酸酶,进入高尔基体,形成膜性囊泡。在这一过程中,酪氨酸酶与糖结合成糖蛋白,后者选择性地贮存在此囊泡内。接着,酪氨酸酶开始在囊泡内进行排列,这些不规则聚集着的颗粒通过相互融合成个体膨大的方式,逐渐形成规则的带状结构,并且高尔基体区向细胞树枝状突方向移动,从而奠基了每个黑色素颗粒的基本结构,称第Ⅰ期、第Ⅱ期黑色素体。此后,在此颗粒内由于酪氨酸酶的作用下,相继生成多巴、多巴醌、多巴色素、5,6-二羟吲哚和 5,6-醌式吲哚。黑色素就是 5,6-醌式吲哚规则的聚集体。生成的黑色素又沉着在此颗粒上,形成第Ⅲ期黑素体。随着黑色素颗粒的黑色素化,具有活性的酪氨酸酶逐渐自生自灭,形成完全成熟的黑色素颗粒——第Ⅳ期黑色素体,这是一种酪氨酸活性的电子密度极高的无结构物质。故黑色素生成过程中有着形态的变化及生物化学的改变。

(二)皮肤黑色素的功能

黑色素是一种蛋白质衍生物,呈褐色或黑色,它发生于黑色素细胞中。黑色素细胞是能合成酪氨酸酶的细胞,具有特殊的细胞器。皮肤黑色素是由一个黑色素细胞与其临近的约 36 个角质形成细胞组成,具有以下功能。

(1)黑色素散射和吸收紫外线,使皮肤深层组织免遭紫外线的损伤,发挥遮光剂的作用,同时还能消除皮肤内的因紫外线照射而形成的自由基,减少或消除自由基的损伤作用。黑色素不但能消除短波紫外线的损伤,还可以冲淡长波紫外线和可见光的作用,皮肤细胞核附近的黑色素能减轻光子对细胞核的直接撞击,保护了细胞核内的脱氧核糖核酸。

(2)黑色素吸收日光的热能,并将热能转输到体内,维持热的体温。

(3)黑色素沉着可降低维生素 D 的合成,黑人儿童易患维生素 D 缺乏症,白人儿童相对有利于合成维生素 D,不易患钙代谢障碍。

(4)较黑或黑色的皮肤可以保护人类,在森林里免遭受动物伤害。有学者认为黑色素的沉着是人类进化过程中对外界环境的一种适应。

(三)黑色素的代谢

黑色素的产生是一种代谢过程,其目的是产生一种光吸收物质——黑色素小体,用以防护紫外线对人体的伤害,值得注意的是黑色素产生的开始和结束,都伴随着相对稳定的复合物(称为酪氨酸黑色素复合物),而在这个过程中产生的中间产物大多数是不稳定的物质。

研究表明:酪氨酸酶和它的底物酪氨酸的出现不能保证黑色素的正常合成,但人们很少了解在人体内黑色素的比例不同,而且产生的黑色素体的完全化及成熟化程度也不同,肤色黑的人所含有黑素体的量、黑素化的大小都比皮肤颜色浅的人高。

黑色素代谢过程大致如下。

1. 黑素体被分泌入角朊细胞内

角朊细胞又称角质形成细胞、角蛋白细胞。黑素体从黑色素细胞的核周围逐渐移动到树枝状突的顶端,角朊细胞及毛皮细胞借其伪足将其包围,并积极吞噬黑素树枝状突而摄取黑素。

2. 角朊细胞内黑素体的转运、降解或排出

黑素体除了通常经角朊细胞自上皮体表排出外,部分也可经过真皮内淋巴管经淋巴结入血循环而由尿内排出,也可由于表皮基层细胞的液化变性等原因,而脱落至真皮上部,被巨噬细胞吞噬,称为噬黑素细胞。它与黑色素细胞所在部位不同,且常较短而粗,无树枝突,所含颗粒也较粗,因无形成黑色素的能力,对 3,4 -二羟苯丙氨酸(DOPA,简称多巴)和酪氨酸酶呈阴性反应。

(四)影响黑色素代谢的因素

酪氨酸酶是黑色素代谢中目前唯一已明确的酶,是一种含铜需氧酶,其活

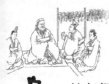

性与铜离子含量成比例,此酶活性过程与体内生化过程和物理环境有密切联系,因而影响黑色素合成的机制是相当复杂的,除遗传(酪氨酸酶活性的先天缺陷)因素外,其他较明确和重要的有以下几方面。

1. 多巴

多巴是酪氨酸在演变成黑色素过程中所产生的中间产物,在合成黑色素的生化过程中,多巴又发挥催化剂作用,促使黑色素形成过程顺利完成。参与黑色素合成的各种酶类及一些中间产物还有 5,6 -二羟基吲哚(DHI)、5,6 -二羟基吲哚羧酸等对黑色素代谢均有影响。

2. 角朊细胞形成和分泌的各种细胞因子

角朊细胞形成和分泌的各种细胞因子,如干细胞生长因子、碱性成纤维细胞生长因子、内皮素-1、白三烯 C_4、神经生长因子等对黑色素形成、代谢均有调控作用。

3. 硫氢基

硫氢基具有抑制黑色素生成作用,它能与酪氨酸酶中的铜离子结合而抑制其功能,任何使表皮内硫氢基减少的因素如紫外线照射、炎症等均可促使黑色素生成增多。

4. 微量元素

微量元素在黑色素代谢过程中主要起触媒的作用,白癜风患者血清铜、锌、钙、镁等离子均较明显降低。在黑色素形成过程中铜、锌是不可缺少的微量元素。白癜风白斑处皮肤内铜的含量较正常人明显减少,说明微量元素在皮肤色素代谢中有重要作用。

5. 内分泌因素

内分泌因素,如垂体中叶分泌的促黑素激素(MSH),可能是通过提高血中铜离子水平而使酪氨酸酶的活性增高,而促进黑色素的形成。肾上腺皮质激素则通过抑制垂体分泌促黑素激素(MSH),而减少黑色素的形成;性激素可使皮肤色素增加,特别是雌激素能刺激黑色素细胞分泌黑素体,而孕激素促使其转运扩散,两者联合作用往往更明显;甲状腺激素可作为氧化剂而使黑素形成增多。

6. 神经精神因素

神经因素、神经冲动对黑色素的形成有一定影响。在交感神经作用下,可能是去甲肾上腺激素等的作用,使黑素体集中于黑素细胞之中央而使色素减退,副交感神经则可使色素增加,一些动物(如某些鱼类、蛙、蜥蜴等)皮色之迅速变化已证实与神经控制关系密切。

精神情绪波动对皮肤色素代谢有影响,而对部分人群来说精神对色素代谢关系相当密切。临床部分白癜风患者的发病或发展之前可寻觅到情绪的严重波动。精神受到严重创伤,可使白癜风发生或白斑扩大。

7. 氨基酸及维生素

动物实验表明,酪氨酸、色氨酸等在黑色素形成中是不可或缺的,泛酸、叶酸、生物素、对氨苯甲酸等也可能参与黑色素形成。维生素 C 系还原剂,在黑色素代谢中可使深色氧化型醌式产物还原,从而使色素转淡。维生素 A 缺乏引起毛囊角化过度而使硫氢基减少,引起色素沉着。酸缺乏可对光敏感而出现色素沉着。

(五) 白癜风与黑色素细胞凋亡

皮肤颜色的减退或消失有两种主要机制:①黑素合成或转输障碍;②表皮黑色素细胞部分或全部缺失,表皮基底层黑素细胞缺失。

有两种已知的机制可以导致黑色素细胞的死亡:坏死和凋亡。

1. 黑色素细胞的坏死

坏死是外源性的细胞毒性因子引起的细胞破坏,以浸润的炎细胞攻击细胞或组织为主要特征。

2. 黑色素细胞的凋亡

凋亡是由细胞内部的一系列基因调控的重要机制,通过凋亡,多细胞生物能够控制局部细胞的数目。凋亡也是一种高度调控下的精细的清除细胞方式,与坏死相比,它一般导致单个细胞死亡,对周围的细胞核组织没有明显的破坏作用。

白癜风患者黑色素细胞破坏机制目前还不明确,组织病理学及一些实验证据表明,不能排除凋亡在白癜风的黑色素细胞破坏过程中发挥了重要作用。白癜风患者皮损与正常部位的黑色素细胞相比,皮损边缘皮肤黑色素细胞,多巴阳性的细胞大而且高度树突状化。在凋亡的过程中,死亡细胞的碎片将被巨噬细胞清除以避免免疫反应的发生。而在皮肤可能表现为一种特殊的情况:角质形成细胞呈明显的噬细胞改变,吞噬黑色素细胞的碎屑运送到角质层,最后脱落。

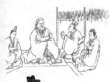

三、白癜风的概念、病因及发病机制

(一)白癜风的概念

白癜风是一种常见的后天局限性色素脱失性皮肤黏膜疾病，以皮肤出现大小不同、形态各异的皮肤颜色减退、变白、境界鲜明，无自觉症状为特征。白癜风是由于皮肤和毛囊的黑素细胞内酪氨酸酶系统的功能减退或丧失而引起的。

(二)病因和发病机制

本病发病原因尚不清楚，有以下几种学说。

1. 遗传学说

白癜风可以出现在双胞胎及家族中，说明遗传在白癜风发病中有重要作用。研究认为白癜风具有不完全外显率，基因上有多个致病位点。

2. 自身免疫学说

其主要特征有：①50%～80%患者血清中存在抗黑色素细胞自身抗体，特别是活动期及家族史阳性患者抗体阳性率较高，其滴度与病变程度成正比。②白癜风患者或亲属常伴发其他自身免疫性疾病，如甲状腺疾病、糖尿病、慢性肾上腺机能减退、恶性贫血、风湿性关节炎、恶性黑色素瘤等。部分患者血清中还可以检出多种器官的特异性抗体，如抗甲状腺抗体、抗胃壁细胞抗体、抗肾上腺抗体、抗甲状旁腺抗体、抗平滑肌抗体、抗黑素细胞抗体等。同时自身免疫性疾病患者中白癜风发生率较一般人群高 10～15 倍。③患者皮损组织病理学改变显示，活动期白斑边缘有淋巴细胞为主的单核细胞聚集，CD_3^+、CD_4^+、CD_8^+细胞明显增加，该处黑素细胞及黑素缺如，提示 T 淋巴细胞在发病中可能起重要作用。④将正常人皮肤移植到裸鼠，注射白癜风患者血清 IgG 可使移植的皮肤出现白斑。⑤部分患者内服和外用糖皮质激素有效。

3. 神经化学因子学说

约 2/3 的患者起病及皮损发展与精神创伤、过度劳累、焦虑有关，有些白癜风损害对称沿神经节段分布，可能与黑素细胞周围的神经化学物质（可能是去甲肾上腺素或其他儿茶酚胺）增加使黑素细胞损伤或抑制黑素形成有关，表明精神因素与白癜风的发病密切相关。

4. 黑素细胞自毁学说

白癜风患者体内可以产生抗体和 T 淋巴细胞,说明免疫反应可能导致黑素细胞被破坏。而细胞本身合成的毒性黑素前身物及某些导致皮肤脱色的化学物质对黑素细胞也可能有选择性的破坏作用。

5. 微量元素缺乏学说

白癜风患者血液及皮肤中铜或铜蓝蛋白水平降低,导致酪氨酸酶活性降低,因而影响黑素的代谢。

此外,还有黑素细胞内在缺陷学说、自由基防御机制缺陷学说、黑素细胞经表皮丢失学说、炎症性学说、内分泌学说等。

综上所述,本病发生是具有遗传素质的个体在多种内外因素激发下,出现免疫功能、神经精神及内分泌代谢等多方面的功能紊乱,导致酪氨酸酶系统抑制或黑素细胞破坏,终使患病处色素脱失。

四.白癜风临床表现、分型及分期

(一)临床表现

1. 症状

损害处皮肤颜色减退、变白,变为灰白色、乳白色、瓷白色等。一般无自觉不适,少数病例在发病之前或同时局部有瘙痒感,亦有患者在病情稳定时因某种因素发生痒感,随之白斑扩大或出现新的白斑。患者在没有其他因素影响而出现瘙痒感时多数与病情发展有关。浅色肤种患者易产生局部潮红、痛、痒,甚至出现水疱。在损害逐渐扩大、增多、边界模糊的进行期脱色斑片,常可见到由于外用药物的强烈刺激而使白斑扩大。不少病例还在遭受机械刺激、压力、搔抓、摩擦后,原先正常皮肤处发生白斑或出现原来白斑的扩大。

本病一般夏季发展快,冬季减慢或停止蔓延,病程长短不一,常在曝晒、精神创伤、急性疾病或手术等严重的应激状态后迅速扩散,也可缓慢进展或间歇性发展,或可长期稳定不变,或有一部分先在患部出现一些色素沉着的斑点,以后逐渐增多和扩大,完全自愈者较少,亦有不少愈后复发者。

某些局限性皮肤白斑,特别是颜面等暴露部位,有碍美容,常引起患者不愉快之感,甚至使患者产生某些严重的精神紧张。

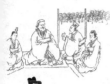
2. 体征

(1)皮损好发部位:全身任何部位的皮肤均可发生,但好发于易受阳光照射及摩擦处等部位,特别是颜面部(如眉间、眉毛内侧、鼻根及颊部内侧相连部位、耳前及其上部,包括前额部之发际,帽檐处以及唇红部)、颈部、腰腹部、骶尾部、前臂伸面与指背等,躯体和阴部亦常发生。口唇、阴部、龟头及包皮内侧黏膜亦可累及。

(2)皮损特点:初期白斑多为指甲至钱币大,呈近圆形、椭圆形或不规则形,也有起病时为点状减色斑,境界多明显,有的边缘包绕以色素带。在少数情况下白斑中混有毛囊性点状色素增殖,后者可增多、扩大并相互融合成岛屿状,白斑除色素脱失外,患处没有萎缩或脱屑变化,白斑上毛发可失去色素以至完全变白,亦有毛发历久不变者。

白斑的数目不定,可局限于身体某部分,或分布在某一神经节(或皮节),白斑自行消失者极少。大多数病例往往逐渐增多扩大,相邻的白斑可相互融合而成不规则的大片泛发全身,有如地图状;有时正常皮肤残留在白斑之中,以致被误视为色素沉着,如发生于面部,常误为黄褐斑。

有些新发白斑的边缘有一条稍稍隆起的炎症性暗红色,可持续数周之久,这种早期变化多缺乏自觉症状,故而易于忽略;对于边境模糊而又无色素增生的初期白斑,有时难以及时辨认。色素脱失的程度因人而异,而且不同人体随着部位不同而有差别,即使在同一部位也可因脱色程度不同而显示不同色调,其色调可多至 3 种,即自内而外表现为白、灰白、近正常肤色之三色反应;有的完全白,周围皮肤微红(为真皮乳头层的血管透见)或呈灰白色,这些表现大致能帮助观察黑素生成及其消减程度。

(3)同形反应:白癜风的同形反应是指由皮肤炎症或外伤后开始局部发生白斑或使白斑扩大的一种现象,被列为白癜风的激发因素之一。由同形反应诱发的白斑大多数局限在炎症或外伤部位,逐渐向四周扩大,亦可在远隔部位的正常皮肤上逐渐发生白斑损害。从外伤到局部皮肤发生白斑的时间为 10 天至两个月不等,多数在 3~4 周。同形反应可能属于自身免疫现象。

(4)其他病变:本病可发生眼病变和听力损害,说明皮肤外黑素亦能受累。如同皮肤一样,眼内也有黑素细胞,一旦受累可引起相应病变。国外有学者观察发现脉络膜视网膜上皮脱色,从轻度和局限性病变到广泛扇形或地图状视网膜上皮萎缩。此外,眼内病变尚有视斑萎缩、视网膜动脉变窄与骨针样形成,一般无视力障碍。内耳蜗的血管纹内有黑素细胞,其功能未明,可能与听觉发育或功能有关;少数患者发生感音神经性耳聋,单侧或双侧听觉减退。此外,脑干的软脑膜中亦存在黑素细胞,白癜风患者的罕见偏头疼是否与黑素细胞破坏有关尚未明确。

(5)伴发病变:大多数白癜风患者不痛不痒,一般无明显不适,但也有少数患者伴发许多其他疾病,如甲状腺功能亢进症、甲状腺功能减退症、糖尿病、恶性贫血、艾迪生(Addison)病、皮肤黏膜念珠菌病、多发性腺体功能不全综合症、斑秃、慢性活动性肝炎、红斑狼疮、硬气病、重症肌无力、Hodgkin、多发性骨髓瘤、异常 γ 球蛋白血症、皮肤 T 细胞淋巴瘤、胸腺瘤和艾滋病等。

(二)分型

临床上根据白斑的范围、分布,习惯上将其分为局限型、泛发型和全身型三型。为了统一标准,中国中西医结合学会皮肤性病学专业委员会色素病学组制订了《黄褐斑和白癜风的诊疗标准》(2010 版)。

白斑常分为寻常型和节段型。

1. 寻常型

(1)局限型:局限于某一部位皮肤或黏膜,皮损面积<1%。

(2)散在型:散在、多发白斑,累及多个部位,皮损面积 1%～5%。

(3)泛发型:由散在型发展而来,白斑多相互融合成不规则大片,有时仅残留小片岛屿状正常肤色,皮损>50%。

(4)肢端型:白斑初发于肢端,可累及黏膜。

2. 节段型

白斑为一片或数片,沿皮神经节走向分布,一般为单侧,皮损的边缘如刀切样整齐。

(三)分期

白癜风的病程可分为进展期和稳定期。

1. 判定标准参考白癜风疾病活动性评分(VIDA)

近 6 周内出现新皮损或原皮损扩大(＋4 分);近 3 个月出现新皮损或原发皮损扩大(＋3 分);近 6 个月内出现新皮损或原发皮损扩大(＋2 分);近 1 年内出现新皮损或原发皮损扩大(＋1 分);至少 1 年内稳定(0 分);至少 1 年内稳定且有自发色素再生(－1 分)。

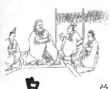

总分≤1分为稳定期,总分＞1分即为进行期,＞4分为快速进展期。

2. 判断标准参考 Wood 灯

在自然光下,观察皮损,然后与 Wood 灯下的白斑进行比较。

进展期:Wood 灯下面积＞自然光下面积;稳定期:Wood 灯下面积≤自然光下面积。

(四)临床分型与分期为疗效标准的评价提供重要依据

1. 痊愈

白斑全部消退,恢复正常肤色。

2. 显效

白斑部分消退或缩小,恢复正常肤色的面积占皮损面积≥50%。

3. 有效

白斑部分消退或缩小,恢复正常肤色小,恢复正常肤色的面积占皮损面积≥10%,＜50%。

4. 无效

白斑无变化或缩小,恢复正常肤色的面积占皮损面积＜10%。

五、白癜风的诊断

(一)诊断标准

中西医结合学会皮肤性病专业委员会色素病学组《白癜风和黄褐斑诊疗标准》(2010 年版)如下。

(1)通常在儿童期或青春期发病,表现为大小和形状各异的脱色性斑,周围颜色正常或有色素增加。

(2)皮损好发于面部、颈部、手背和躯干;口腔黏膜及周围皮肤也易受侵犯,如眼、鼻、口、耳、乳头、脐、阴茎、女阴和肛门,亦常见于外伤部位,白斑部位的毛发通常也变白。

(3)排除炎症后色素减退斑、斑驳病、特发性色素减退症、白色糠疹、无色素痣和贫血痣等皮肤病。

(4)Wood 灯下白斑区见亮白色荧光。

(二)诊断依据

1. 皮损特征

皮损颜色变白,典型白斑多呈指甲或钱币大,呈近圆形、椭圆形或不规则形,可扩大或互相融合成不规则的大片,形状不一,白斑周围着色加深的色素带和白斑中央有岛屿状的色素点;另一种典型的白斑是沿神经分布的带状或条索状脱色斑,斑的边缘如刀切样整齐。

2. 病变部位

全身任何皮肤均可发生,但以头面部居多。其他如颈、胸、腰腹部、尾骶部、会阴等处亦不乏常见。

3. 好发人群

青壮年为发病高峰,男女两性患病率没有明显差异,多以农民和学生为主。

4. 发病季节

四季均可发病,但春夏两季较多。

5. 病程

病程最短者有资料记载为 7 天,最长 50 年,可缓慢进展或长期稳定不变以至终身存在。

6. 组织病理

表皮明显缺少黑素细胞及黑素颗粒,基底层往往缺乏多巴染色体阳性的黑素细胞。

(三)鉴别诊断

1. 贫血痣

自幼发病,多见于颜面,为浅色斑,刺激摩擦局部不发红,而周围皮肤发红。

2. 白色糠疹

可能和皮肤干燥及日晒有关,表现为色素减退斑,边缘不清楚,表面有少量白色鳞屑。

3. 无色素痣

在出生时或生后不久发病,皮损为局限性淡白斑,边缘呈锯齿状。

4. 花斑癣

损害发生于躯干、上肢,为淡白色圆或椭圆形斑,边界不清,表面有细鳞屑,

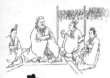

真菌检查阳性。

5. 白化病

白化病为先天性非进行性疾病,常有家族史,周身皮肤、毛发缺乏色素,两眼虹膜透明,脉络膜色素消失,易和白癜风鉴别。

6. 麻风白斑

其为不完全性色素减退斑,边界不清,表面感觉消失,有麻风的其他症状。

7. 二期梅毒白斑

发生于颈项,不呈纯白色,梅毒血清反应阳性。

8. 其他

白癜风还应与盘状红斑狼疮、黏膜白斑等鉴别。

六、实验室检查

在大量的研究工作中发现白癜风患者有多种实验室检查异常,虽然这些异常大多数是非特异性的,但对本病的诊治、预防有一定的参考意义。

(一)白癜风生化检查

1. 血常规

白癜风患者可伴有贫血及白细胞、血小板减少。

2. 尿常规

白癜风合并糖尿病、结缔组织病等内科疾病时,尿常规部分项目可见异常。

3. 血生化检查

合并内科疾病时,血生化部分项目可见异常。

4. 糖尿病相关激素与抗体

胰岛素、胰高血糖素、C肽、胰岛素原、抗胰岛素抗体等检测可排除合并糖尿病。

5. 甲状腺功能检查

甲状腺相关激素 T3、T4、rT3、FT4、TSH、TRH 以及抗体甲状腺球蛋白抗体(TGA)和抗体甲状腺粒体抗体(TMA)等检测可排除合并甲状腺疾病。

6. 免疫功能评价

免疫功能评价包括细胞免疫和体液免疫。T 淋巴细胞亚群反映患者细胞免疫状况,血清免疫球蛋白反映体液免疫水平。外周血 T 细胞群检查,辅助性

T细胞明显下降。在病变白斑边缘部,即病变活动部位表皮内朗格汉斯细胞明显增多并且形态异常。

7.白癜风患者中自身抗体的检出

血清中自身抗体阳性率比正常人高,主要是甲状腺抗体、抗胃壁细胞抗体和抗核抗体。

8.微量元素检测

微量元素检测标本来源为血清或头发,与白癜风有关的微量元素异常主要有铜、锌、硒、钙、铬等。

(二)组织病理学检查

白癜风皮损组织病理表现为:表皮基底曾无黑素细胞,表皮细胞内无黑素颗粒,在活动损害的边缘,真皮浅层可见稀疏淋巴细胞浸润。有时需采用特殊染色(如氨化硝酸银或多巴胺)来确定黑素细胞的存在。对于早期白癜风损害,取边缘部位皮肤可见黑素细胞增大,树突增多,且富含黑素细胞颗粒,其下方的真皮浅层可见稀疏淋巴细胞浸润。免疫病理显示,部分患者基底膜带 IRG 或 O 沉积,角质形成细胞内有 IgG 或 C_3 沉积。

(三)Wood 灯检查

Wood 灯对判断色素沉着的细微区别有很大帮助,黑素吸收全波段紫外线,若黑素减少则折光强,显色浅,而黑素增加则折光弱,显色暗。Wood 灯可用于检查皮肤中黑素的深度,如检查表皮的色素损害,如雀斑照射时可使色素变深,而真皮内色素,则无此反应,据此可确定黑素所在位置。

在 Wood 灯下,白癜风表皮色素的变化在可见光下明显得多,而真皮色素的变化在 Wood 灯下则不明显。

七、白癜风的西医治疗

白癜风西医治疗方法及药物种类繁多,目前多采用中西医结合及局部与整体治疗相结合的方法,临床上多采用全身治疗与局部治疗有机结合。

(一)内治疗法

西医内治疗法是以内服和注射等全身用药为主的疗法,白癜风病灶面积

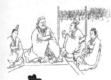

大,在 50％～60％或以上的泛发型适宜用该法治疗,特别是进行性发展的患者,白斑不断扩大,并且有新的病灶出现。

1. 补骨脂及其衍生物

皮损局限者可在皮损处使用类固醇或选择 8－甲基补骨脂素或复方氮芥酊外涂,或用阿托品局部皮内注射,可同时配日光浴或紫外线照射,治疗过程中避免接触某些酚类化合物

适应证:对各型白癜风均有较好的疗效,而且不良反应小。

2. 皮质类固醇治疗

(1)口服:泼尼松 5 毫克,每天 3 次,或 15 毫克,每天 1 次,早晨 8 点钟服,见效后每月递减 5 毫克,至每天 5 毫克,维持 3～6 个月。如服药 4～6 周无效,停止治疗。

适应证:皮损面积较大的泛发型进展期,面部损害效果尤其显著者。

(2)局部注射:以曲安西龙(去炎松)混悬液、醋酸泼尼松混悬液或醋酸氢化可的松的混悬液用 1％普鲁卡因稀释(1∶1 以上)后做皮损内局部注射,一般每周注射 1 次,每次激素用量不超过 2 毫升,4 次为 1 个疗程。

适应证:活动期泛发型白癜风或少数局限性皮损,有一定疗效。

3. 免疫调节药

(1)转移因子:皮下注射,注于上臂内侧或大腿内侧腹股沟下端,每次 2 毫升,每 1～2 周给药 1 次,1 个月后改为每 2 周 1 次。

(2)胸腺素:胸腺因子 D 注射液 10 毫克(儿童 5 毫克)肌注,隔日一次,连续 3～5 个月。

(3)左旋咪唑:每周连续 2 天口服左旋咪唑,150 毫克/天;6～12 岁儿童,100 毫克/天;6 岁以下儿童,50 毫克/天,共 4～48 个月。

适应证:由自身免疫引起的白癜风,具有同形反应者为宜。

4. 微量元素和维生素

(1)口服:一定剂量甘草锌或葡萄糖酸锌,钴、硒、铜制剂。

(2)叶酸 2 毫克,每天 2 次,维生素 B_{12},100 微克,每周 2 次肌注,同时晒太阳或紫外光照射。

(3)氨基酸甲酸(PABA),一般为 0.3 克口服,每日 3 次,连续 6～18 个月。

(4)异丙肌苷 50 毫克/(千克·天),连续 14 天,然后每周 3 天,连续治疗 6 个月。

（二）外用药物

1. 糖皮质激素

（1）面部选用弱效激素类,如丁酸氢化可的松(尤卓尔)。

（2）其他部位选中效至强效,如 0.2% 戊酸氢化可的松、0.5% 卤美他松软膏等。

适应证:适用于白斑面积不超过体表面积 2% 的局限型、散发型和节段型白癜风。

2. 免疫抑制剂

0.1% 他克莫司软膏(FK506),每日 2 次。

3. 钙泊三醇

钙泊三醇(又称卡泊三醇)是维生素 D_3 衍生物,外用 0.005%(50 微克/克),睡前适量外涂于患处,次日晒太阳 10～15 分钟,每天 1 次,12 周为 1 个疗程。

4. 氟尿嘧啶

5% 尿嘧啶霜外用,7～10 天后待表皮轻度腐蚀后停止用药。

5. 盐酸氮芥酒精(白癜净)

0.05% 白癜净,成人头皮、躯干、手足部每日 3 次,面部眼睑每日 2 次,儿童酌减。搽药 5 分钟后,日晒 5～10 分钟,同时遮盖正常皮肤,忌曝晒。

6. 焦油

煤焦油 300 毫克/毫升,每周 1 次,每次保持 2 小时。

7. 碘酊

碘酊为药用碘化钾,加蒸馏水 20 毫升溶解,加乙醇,搅拌溶解,再加水适量使成 1000 毫升即成。

（1）给药方案:涂搽患处,每天 1～3 次。

（2）适应证:各型、各期白癜风。

8. 蒽林

蒽林又称卫地蒽酚,为黄色或淡黄色结晶或粉末,无臭,在氯仿中溶解,在冰醋酸中微溶。

（1）给药方案:以 0.1%～2% 软膏、乳膏局部涂搽,每天 1 次。

（2）各型、各期白癜风。

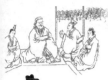

9.喜树碱

喜树碱为从我国特有的珙桐科乔木喜树根皮或种子中提取的一种生物碱。

(1)给药方案:3%～8%搽剂局部外用,每天2～3次。

(三)其他疗法

1.光疗法

光疗法主要包括可见光疗法、紫外线疗法、红外线疗法及光化疗法。作为一种有效的治疗手段,光疗目前已广泛应用于多种皮肤病的治疗。紫外线疗法及光化学疗法目前在白癜风的治疗上已有较多应用,并取得较好的疗效。

(1)紫外线光疗,适用于各型白癜风。

(2)308纳米准分子激光,每周接受治疗2次,平均24～48次,疗效肯定。适用于局限型静止期白癜风皮损。

(3)光化学疗法(PUVA),是通过摄入或局部涂布补骨脂素,然后进行长波紫外线照射引起光致敏。

(4)低能量氦氖激光照射,适用于神经节段型白癜风。

2.移植疗法

移植疗法分为自体表皮移植和自体黑色素细胞移植法。另有脱色疗法、遮盖疗法、文色疗法、血液透析疗法等。

八、白癜风的中医诊疗

(一)历代中医对白癜风相关病症的认识

《黄帝内经》中记载了“痤皶”、“厉风”等诸多皮肤病,虽然对白癜风并未见相应记载,但是《内经》中阐述的医学理论为后世治疗白癜风奠定了理论基础。如《素问·六节脏象论》曰:“肺者,气之本、魄之处也,其华在毛,其充在皮。”《素问·阴阳应象大论》曰:“病之始也……其在皮者,汗而发之。”论述了皮肤的生理和病理以及治疗原则,并记载了治疗皮肤疾病的多种外治法,如渍法、浴法、熨法、刺法、灸法等。

汉代重视内服和外治相结合的方法治疗白癜风。如《华佗神医秘传》中记载:“治白癜风方:苦参三斤,露蜂房(炙)、松脂、附子(炮)、防风各三两,栀子仁五两,乌蛇脯六两(炙)、木兰皮若干,共捣为末,一服一匕,陈酒下。外用附子、天雄、乌头各三两,防风二两,以豚脂煎膏涂之。"

晋代葛洪著《肘后备急方》详细记载了治疗皮外科疾病的各种外治方法,对白癜风的病名、病情和治疗均有论述,指出:"白癜风,一名白癞,或谓龙舐,此大难疗。取苦瓠经冬干者,穿头圆如线许,以物刺穰使遍,灌好醋满中,面封七日。先以皂荚葛揩,使微伤,以瓠中汁涂之。"白癞之病与现代的麻风病相似,由于当时条件受限,可能将其与色素减退性皮肤病混为一谈,亦或谓异病同治之论。

南北朝时期,我国最早的皮外科专著《刘涓子鬼遗方》,记载了治疗外科及皮科疾病的外治方剂 83 首,其中治疗白癜风的有 3 首,并称白癜风为"白定"、"白驳",如"治白定方:树穴中水汁向冬者,熟刮白定二三过,即愈,枫树胜也。又方:疗颈及面上白驳浸淫渐长有似癣,但无疮方,取澡级鲡鱼,炙脂出,以涂之。先拭驳上,外把刮之,令小燥病,然以鱼脂涂,便愈。难者不过三涂之。"

隋代时期巢元方主编的《诸病源候论》,是我国现存最早的专门论述白癜风病因病机以及有病情描述的巨著,对诸多皮肤病亦有详细论述。该书首次正确提出了白斑风的命名,称之为"白癜",并详细阐述了本病的病因病机及症状,指出:"白癜者,面及颈项身体皮肉色变白,与肉色不同,亦不痒痛,谓之白癜,此亦风邪搏于皮肤,血气不和所生也。"其观点对后世产生了极大的影响。

唐代孙思邈的医学巨著《备急千金要方》《千金翼方》和王焘著的《外台秘要》是这一历史时期的代表作,弥补了《诸病源候论》有症无方的不足,并对治疗有较多论述,记载了治疗白斑风的各种药物和方法。除了内服药外,还提出了许多外用剂型,如散剂、酊剂、膏剂、醋剂等,其中许多外用药物如雄黄、水银、硫黄、松脂、斑蝥等一直沿用至今。《备急千金要方》首开以灸法治疗白癜风之先河,指出"白癜风,灸左右手中指节去延外宛中三壮。"《外台秘要》首次提出了饮食禁忌及食补方法,强调服药时"兼食诸肺尤妙。忌食芜黄热面、猪蒜油腻等"。

宋代时期,《太平圣惠方》云:"夫白钩者……多生项面,点点斑白,及不瘙痒。"另有"夫肺有壅热者,又风气外伤于肌肉。热与风交并,邪毒之气,伏留于腠理,与卫气相搏,不能消散,令皮肤皱起生白斑点,故名白癜风也"。其中对治疗也有记载,如"治肺脏久积风毒,皮肤生白癜不止,苦参散方,苦参三两,露蜂房二两微炒,松脂二两,附子二两炮裂去皮脐,栀子仁二两,乌蛇三两酒浸去皮骨炙微黄,木栏皮二两。"《圣济总录》云:"白驳之病,其状斑驳如癣,过于疮疡,但不成疮耳。"在继承了《太平圣惠方》的基础上也有新的补充,记有如"治白癜风方:杏仁去双仁不去皮尖,生用。右一味,每日晨烂嚼二七粒,于白点处揩,夜

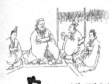
卧再用"等许多简便廉验的方药。

金元时期,因四大学派的兴起而促进了医学的发展。然而对白癜风的论治似乎没有突破性进展,仍停留在验方治疗的水平。如元代危亦林所著的《世医得效方》(公元 1345 年),书中对白癜风的论治仍主张以验方为主,且将白癜与紫癜(花斑癣)相混合,用同一方法治疗。如云"如圣膏治癜风,诗曰:紫癜白癜两股风,附子硫黄最有功,姜汁调匀茄蒂蘸,擦末两度更无踪"。又主张用砒霜治疗白癜风,这是继唐代始用剧毒药品治疗皮肤疾患后将剧毒药品用于治疗白癜风的又一记载,为后世广泛运用此类药积累了丰富的经验。如"又方,鸡子一枚,用醙醋浸一宿,以针刺小孔,滴青为汁,入砒霜并蒙豆末少许和匀,用石扎擦破,青布蘸擦"。

明代,由于外科进一步发展,出现了许多著名的外科学专著,对白癜风的论治内容相当丰富,使用外治法治疗白癜风得到进一步的发展。王肯堂著《证治准绳》,记载"弊帛、蟾头、蛇蜕皮、故麻鞋底、笤帚、甋带各一两。右件药以月蚀之夜盛,蚀时合烧灰为末,每服一钱,温酒调下"。其中制药时间"以月蚀之夜盛"的时间。龚廷贤著的《寿世保元》,除了对白癜风的治疗有较丰富的记载外,更重要的是对白癜风的发病机制又有新的补充和完善,认为"乃因心火汗出,及醉饱并浴后毛窍开时,秉风挥扇得之,扇风侵逆皮腠所致"。陈实功在其《外科正宗》一书中进一步完善了白癜风的发病机制,认为"总由热体风湿所侵",治疗主张"宜万灵丹以汗散之,次以胡麻丸常服,外用密陀僧散擦"的内外并举之法。李时珍的《本草纲目》重视白癜风的外治疗法,收载方剂十六余首,并对治疗白癜风的治疗药物进行了归类,对后世研究和运用药物治疗白癜风影响很大。

清代的许多外科专著对白癜风的论治有详细的记载。祁坤所著《外科大成》中指出"生于面颈间,风邪相搏白点斑,甚者则斑白,毛发亦变白,终年不瘥,延变身不瘙痒"等论述,记有许多外治疗法。吴谦等编撰的《医宗金鉴·外科心法要诀》中指出:"此证自面及颈项,肉色忽然变白,状类斑点,并不痒痛,由风邪相搏于皮肤,致令气血失和。"主张白癜风"施治宜早,若因循日久,甚者延及遍身",治疗则主张"初服浮萍丸,次服苍耳膏;外以穿山甲片先刮患处,至燥,取鳗鲡鱼脂,日三涂之"。高秉钧《疡科大成》言:"白癜风兼脾经……起于手足者居多"等论。王清任的《医林改错·通窍活血汤所治症目》中有"白癜风血瘀于皮里"之说,并主张用通窍活血汤化裁治疗,为中医论治白癜风又开拓了新的途径。

建国以后，中医学界对本病在继承和汲取古代医家理论以及治疗经验的同时，从白癜风病因病机及治疗学等多方面进行了深入研究，尤其是近年来，运用中西医两种手段，对白癜风的研究从多角度探讨，涌现出大量的临床报道，丰富了本病的认识。

近十余年来，中医医家对白癜风的认识主要集中于肝肾不足，气血不和，久病入络，病程长者多兼瘀血。陈量等通过223例白癜风患者舌象的分析，发现泛发者中淡胖舌占绝大多数。而淡胖舌的形成主要是肾阳不足所致；节段型患者绝大多数为瘀紫舌，而瘀紫舌的形成主要是因肝郁气滞血行不畅所致。肝失疏泄类似现代医学的精神、神经功能障碍范畴，亦近似现代医学所主张的白癜风精神神经因素发病学说；散发型及局限型患者舌象无明显改变，其病邪轻浅，多为风邪相搏，气血不和，血不荣肤所致。另有学者归为气血不和，湿热蕴脾，肝郁气滞，肝肾不足，脾肾阳虚及经脉阻滞6型，也有学者认为白癜风一类是由于气血不足，使肌肤不得营养而变白，属于虚证；另一类属于经络瘀血、痰湿阻滞，气血不能达肌肤而发白，或是风邪相搏于肌肤而发白，属于实证。

综上所述，虽然白癜风大多数没有明显的瘀血指征如肿块、疼痛、舌紫暗或瘀点、瘀斑，但中医传统的血瘀理论对临床"血瘀证"的描述及所定义的内容，从认识水平上有很大的局限性，对许多疾病过程中存在局部的、内在的微观的血瘀认识不到，难以通过中医的辨证进行把握，对各种病理状态下的血瘀机制和缺氧表现，也难以用中医血瘀证的定义加以说明及概括。因此，并不能因白癜风患者少有或没有明确的瘀血指征而否认患者瘀血的存在。有人发现用化学脱色法复制的白癜风动物模型血液流变学指标明显升高，与正常组比较有明显的差异。血在脉中循环，内至脏腑，外达皮肉筋骨，而机体器官组织所需的氧气和各种营养物质的吸收，二氧化碳和代谢产物的排出，正常生理活动，特别是神经和肌肉性功能的维持，内环境稳定功能的维持，细胞免疫及体液免疫功能的调节等均是以血行及血液成分正常为前提的，在各种因素的影响下，"血瘀皮里"，血行失常可导致机体多种病态的产生。湖南名医杨志波教授通过临床研究发现所检测的白癜风患者均有不同程度的甲皱微循环障碍。"肝藏血"，肝脏具有贮藏血液和调节血量的生理功能，特别是对外周血量的调节起着主要作用；"肾藏精"，精生髓，髓生血。肾中命门是元气之所在，是温煦、促进血液生化的活力，肝肾不足则可导致血的"生化"功能、血行及血液成分的失常，基于此，他认为"气血不和，肝肾不足"在白癜风的发病中具有十分重要的意义，并可作为临床指导用药的原则之一。

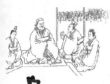

（二）白癜风的中医病因病机

白癜风外因为外感风邪、跌扑损伤；内因为情志内伤，亡血失精等，这些均可使气血失和、瘀血阻络，以致酿成本病。

1. 外感风热

异常的风、寒、暑、湿、燥、火是自然界的六种致病之邪，统称六淫。春夏两季发病的白癜风，可直接感受两季的风挟湿热之邪。亦可在秋冬季节感受寒邪，但在体内久羁化热，待到春夏两季阳气升发之时而诱发病症。

风邪致病多自皮毛腠理而入，风邪搏于皮肤之间，必然直接影响皮毛和肺的正常功能，故《素问·五脏生成篇》中说："肺之合皮也，其荣毛也。"卫气的功能在《灵枢·本藏》中说："卫气者，所以温分肉，充皮肤，肥腠理，司开合者也"，"卫气和，则分肉解利，皮肤柔润，腠理致密矣"。风邪外袭皮毛，则肺失肃降，从而使肺气壅遏不畅，肺失宣发则拼搏得不到卫气、津液的滋养而使肺所主皮毛白色盐酸显露，形成白斑状，此乃白癜风感受外邪的发病机制。《诸病源候论》中指出："白癜：此亦是风邪搏于皮肤、血气不和所盛也。"《证治准绳》认为："'白驳'是肺风流注皮肤之间，久而不去所致。"

感受风热病邪，多为白癜风的初发阶段，患者除有一般风热表证外，白斑形成之前，有些患者还可以有瘙痒之症。如若失治、误治或机体正气不足，白斑必定散发，面积扩大，白斑加厚及毛孔闭塞等。

2. 热邪壅遏

外感六淫日久化热，或直接感受暑热之邪，或素体阳盛，如肺胃热盛，心肝火旺或喜食辛辣、肥甘厚味等，生热使机体阳热炽盛，燔灼，壅遏气机不畅，风邪乘袭，营卫失和，皮毛不得以滋养。《普洛方》认为白癜风是"肺脏壅热，风邪乘之，风热相并，传流营卫，壅滞肌肉，久不消散，故成此也"。《寿世保元》提出"紫癜风、白癜风乃因心火汗出及醉饱并浴后毛窍开时，乘风挥扇得之、扇风侵逆皮腠理所致"，认为与心火有关。

3. 燥热伤阴

热能化燥，燥能生热，热与燥均易伤阴。白癜风通常以肺胃燥热阴伤为主。仍多以外感六淫日久，邪热羁留化燥伤阴，或素体阳盛，或喜食肥甘厚味，辛辣之品，化生燥热伤阴，燥邪最易伤肺，则肺失宣发与肃降，皮毛失养而发白癜风。

其白斑皮肤干燥是本病病因的特点,因燥邪最易伤津所致。

4. 湿热或痰湿阻滞

外感湿邪日久化生湿热,或暑热挟湿伤人,或喜食肥甘辛辣而脾胃湿热,或肝气郁滞,气结痰生,或肝胆火旺郁久化生湿热,或脾虚失运,痰浊内生等。湿痰之邪,其性黏腻,最易阻遏,气机不畅,又缠绵难去,郁久又可化热,皮毛因其气机或脉络的阻遏而失养,故发白癜风。

5. 肝郁气滞

《丹溪心法之郁五十二》亦说:"气血冲和,百病不生,一有怫郁,诸病生焉,故人生诸病,多生于郁。"因性格内向,不善言谈,交流情绪难得释放,则肝气郁滞不畅,或因性情急躁,暴怒伤肝,肝失疏泄条达不畅而淤滞,或因情志不逆,或过度悲伤,或精神过度刺激等,均可使肝所主的气机疏泄功能失调,气机不畅则气血等精微营养物质难以滋养皮毛而发白癜风。

此外,肝气郁滞又能引起化火、生湿、生痰、血瘀等一系列病理,乃是白癜风又一组病因与病机。《外科正宗》认为:"紫白癜风乃是一体而分二种也。紫因血瘀,白因气滞,总因热体风湿所受,凝滞毛孔,气血不行所致。"

6. 瘀血阻络

因外伤络损,或来自于气滞,或热盛劫阴,或湿痰郁久等。机体的很多病理变化,均可导致瘀血形成,正如明代·张三锡在《医学六要》中称:"夫人饮食起居一失其宜,皆能使血瘀滞不行,故万病瘀血者多",《医林改错》则明确指出"白癜风"是"血瘀于皮里所致"。瘀血阻络不通,除可见痛有定处、色块局部青紫或坏死等症状之外,白癜风的皮肤白斑也是一种病症表现。

7. 肝肾阴虚

失血、久病、恣情纵欲、五脏之火、五志过极化火、邪热久羁化火等,日久必耗肝肾之阴,如《本草经疏》认为"白癜风是肝脏血虚所致,盖肝为风木之位,藏血之脏,血虚则发热,热甚则动风"。肝藏血,肾藏精,肝肾阴虚则精亦可不足,又难以滋养皮毛而发白癜风。

8. 脾虚失运

素体中阳不足,或饮食不节伤脾,正如清代《文堂集验方》中病因为"脾滞而生,食后即睡者常有之",脾为后天之体运化水谷精微,脾虚失运则精微,津液生化乏源,皮毛失养。由脾虚失运而致白癜风,除可见脾胃一系列症状外,其白斑白而无泽,或萎黄淡白色。因脾主黄色,脾阳虚,故黄色暗淡无泽。

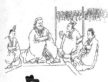
(三)白癜风辨证论治

(1)气血不和型:治宜调和气血,疏风通络。方用除驳丸加减。

(2)湿热风燥型:治宜清热除湿,祛风润燥。方用萆薢渗湿汤合四物汤加减。

(3)肝郁气滞型:治宜疏肝解郁,活血祛风。方用逍遥散合四物汤加减。

(4)肝肾不足型:治宜滋补肝肾,养血活血。方用一贯煎合四物汤加减。

(5)瘀血阻络型:治宜活血化瘀,祛风通络。方用通窍活血汤加减。

(四)白癜风的中医治疗方法

1. 内治

本病以调和气血、舒经通络为基本原则。进展期病程较短的,以调和气血、疏风除湿为主;病程长而发病年龄较小的以疏肝解郁、活血祛风为主;病程长而发病年龄较大的以滋补肝肾、疏肝活血为主;若与情志有关,当佐以疏肝解郁法;若瘀血阻络,当佐以活血通络法;若病久不愈,伴家族史,当佐以补益肝肾法;见湿象,当佐以祛湿法。

2. 外治

外治法常采用外搽、外洗,尤以外搽为多。近年来,用中药局部外治白癜风的报道增多,主要制剂为酊剂、浸剂,亦有散剂、膏剂等,因直接作用于病变部位,疗效迅速、肯定,尤其以局限型白癜风为最好。

3. 针灸

常用方法有针刺法、灸法、耳针法、七星针疗法、刺络拔罐法、穴位埋线法等。

4. 气功

基本功法有松功、强壮功,保健功等。

5. 食疗药膳

(1)白癜风的饮食:①平时多吃一些富含酪氨酸及矿物质的食物,如牛、兔、动物肝脏、豆类、花生、核桃等;②平时多吃一些外观色泽为黑色、紫色的食品,如黑豆、黑米、黑芝麻,核桃肉等;③少吃、不吃富含维生素C的食品,如西红柿、橘子、柚子、杏、山楂、樱桃、猕猴桃、草莓等;④忌服辣椒、鱼腥、发物等。

(2)白癜风的药膳:可根据白癜风的不同情况,食用代茶品如黑豆汁、胡麻汁、枸杞汁、五加皮汁、地黄汁等。汤类如黄芪黑豆汤、香蔻二豆汤、莲子六一汤、羊肉汤、月季花汤、苡仁二豆汤等。粥类如火麻仁粥、芝麻粥、赤小豆粥、黄精粥、桃仁粥、马齿苋粥、肉苁蓉羊肉粥、枸杞羊肾粥、山茱萸粥、骨碎补粥、龙眼肉粥等。

6. 多法联用

多法联用包括中药内服配合外搽法、针药并用法、药罐法、针罐法等。

7. 其他方法

其他方法包括刮痧、皮肤划痕法、发疱疗法、以色治色法等。

(五)治疗白癜风的中药

1. 调节免疫功能中药

黄芪、党参、白术、茯苓、灵芝、白芍、山茱萸、何首乌、黑芝麻、鹿茸、枸杞子、郁金、豨莶草等。

2. 活血化瘀改善微循环中药

麝香、当归、桃仁、秦艽、鸡血藤、丹参、红花、赤芍、川芎、乳香、丹皮等。

3. 激活酪氨酸酶活性药物

地黄、骨碎补、紫草、甘草、细辛、苍术、商陆、桂枝、沙参、荜茇、防风、黄芩、女贞子、菟丝子、乌梅、降香、茵陈、白蒺藜、白鲜皮、补骨脂、无花果叶、薄荷、羌活、蛇床子、地肤子、夏枯草、玉竹等。

4. 促进黑色素形成药物

透骨草、野菊花、红花、茜草、旱莲草、益母草、山楂、乌梢蛇、桑寄生等。

5. 增加光敏性药物

白芷、马齿苋、决明子、虎杖、独活、姜黄等。

6. 含有必需微量元素药物

自然铜、浮萍、珍珠母、牡蛎、桑叶、银杏叶、麦饭石、石膏、蛤壳、桑葚、沙苑子、威灵仙、肉桂、地龙等。

7. 其他药物

覆盆子、白附子、黑豆衣、白头翁、天冬、徐长卿、桔梗、草河车、龙胆草、柴胡、知母、楮实子等。

九、白癜风的预防与护理

白癜风的预防目前还没有普遍地被人们所重视，患者在发病前也不知道怎

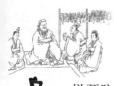
样预防。普及预防知识,对降低白癜风的发病率有重要意义。根据我们

(一)预防

1.保持良好的心态

对于突发事件泰然处之,"因郁致病"或"因病致郁"的因素对健康与黑色素代谢均有影响。因此,在工作和生活中要调整好自己的心态,保持乐观情绪和开朗豁达的胸怀,避免急躁、忧愁、思虑、悲哀、愤怒等不良情绪的刺激。

2.治理环境,减少水源等污染

应避免接触某些致病酚类化学物质,如作为橡胶防护手套原料的抗氧化剂氢醌衍生物,某些合成橡胶制成的凉鞋,对职业性的接触如丁酚、氢醌、氢醌单苯谜、β-盐硫酸乙胺等化学物质的人们都可能产生职业性白斑的可能性。

3.防止药物的诱发

久服某些药物而发生的白斑,如药物含磺胺基成分的磺胺、噻嗪、氨噻嗪类、甲苯磺丁脲、格列本脲等都具有光敏感作用,含硫基药物如胱氨酸、半胱氨酸、二硫甲丙醇与青霉素胺等能干扰黑素的正常代谢。常用的硫脲、硫尿嘧啶、甲状腺素、肾上腺素、去甲省上腺素等药物也会影响黑色素的合成。

4.避免皮肤的外伤

外伤可使伤处皮肤变白,可能是因局部创伤处的神经纤维受损所致,或是机体处于高度应激状态,使体内的神经内分泌系统功能紊乱,降低了黑素的合成代谢。

5.注意同形反应

皮肤局部的刺激而诱发的同形反应,如手术、外伤、压迫或摩擦,以及局部的感染等的不良因素所致局限性炎症或外伤部位的白斑。

6.避免强光曝晒

夏季阳光直射地面,照射强度大,曝晒之后易于引起皮肤炎症,特别是头面部等暴露部位常导致黑色素细胞受损,失去了产生黑色素的能力。但白癜风患者却应主动地、适度地配合日晒。日晒时间随季节而调整。例如秋、冬、春宜选择中午前后,照晒时间可以长一些;春末夏季以上午、傍晚为宜,若选择中午时分则可隔着玻璃室照射,照射的时间可以短一些,次数多一些,这样就可以减少强烈的阳光照射对皮肤的损伤,有利于发挥长波紫外线的治疗作用。

7. 重视自身免疫与白癜风的发病关系

由于某些白癜风患者,特别是发病年龄较晚的患者,常可同时伴发器官特异性自身敏感性疾病,如甲状腺疾病、恶性贫血、糖尿病、支气管哮喘、特应性皮炎等,应定期随访观察。

8. 早发现、早治疗

早期发现及时治疗,以便早日控制病情。

9. 避免过量摄入维生素 C

维生素 C 常用于治疗多种疾病,但白癜风患者不应过量服用维生素 C,每日摄入量不超过 1 克。

10. 饮食与忌口

(1)不可偏食:在日常生活中要注意科学饮食调理,注意各种食物的搭配,以保证人体足够的营养,偏食则会造成食品搭配失调,营养偏差,有可能导致合成黑素的必需物质相对缺乏。故而偏食是一种不良的饮食习惯,应注意纠正。

(2)适量摄食一些含铜食物:有实验资料证明白癜风患者血中和白斑组织中的铜和铜蓝蛋白含量明显低于正常人。日常生活中不妨适量摄取一些含铜食物,多用一些铜勺、铜壶等铜器餐具来补充些铜,即可减轻或免除经口或静脉途径给药可能引起的中毒,又可当作白癜风一种可行的辅助治疗。

(3)多食一些富含酪氨酸的物质:食物中如瘦肉(猪肉等),动物内脏如肝、肾等,牛奶、新鲜蔬菜,豆类包括黄豆、扁豆、青豆、豆制品等,花生、黑芝麻、葡萄干、坚果(如核桃)等,矿物质食物如贝壳类食物,如海螺、蛤、牡蛎等。

(4)忌口也是重要因素:对富含维生素 C 的食物,如鲜橘、柚子、鲜枣、山楂、樱桃、猕猴桃、草莓和杨梅等应尽量不吃或少吃。日常经验也表明,过酸、过辣的食物及所谓"热性食物"或"发物"(如鱼、虾、蟹、羊肉、狗肉等),无论资料记载、患者主诉或是皮内实验,均证明其致敏的发生率很高,均应禁忌食用。

(二)护理

白癜风多发于暴露部位,特别是头面部的白斑,严重影响人们的外观,一般无自觉不适,亦无需进行特别的护理操作,但护理在治疗中具有深远的意义,具体的护理措施如下。

1. 不良情绪的控制

(1)意识调节:人的意识能够调节情绪的发生和强度,一般来说白癜风患者

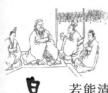

若能清楚意识到引起自己情绪波动的根源,就能更有效地调节自己的情绪。

(2)语言调节:语言是影响人的情绪体验与表现强有力的工具,通过语言可以引起或抑制情绪反应,如白癜风并不是不治之症,是可以治疗的病,而且少数患者可以完全治愈,多数患者也有不同程度的好转,极少数患者疗效差,接受治疗比放弃治疗总是要好多言语,来控制与调节患者的情绪。

(3)注意力转移:把注意力从消极情绪上转移到其他方面去,幽默的言语、恰如其分的玩笑、与同事相处融洽的环境等对病变的停止发展和治疗均有积极的意义。

(4)行为转移:把情绪化为行动的力量,即把低落的情绪转变为从事科学、文化、学习、工作、艺术(如写字、画画)等。

(5)释放法:让患者把有意见保留的、不公平的、令人义愤的事情坦率地说出来,以消不快之气,或者面对沙包或人头偶像猛击几拳,从而达到松弛神经功能的目的。

(6)自我控制:开展太极拳类体育活动,用自我调控法控制情绪,用心理过程来影响生理过程,从而达到松弛入静的效果,以此缓解紧张和焦虑等不良情绪。

2. 疏导治疗,恢复信心

(1)白癜风是皮肤病中一种疑难病,虽不直接危害健康,但影响美观,给人们造成心理压力,很多患者求医心切出现有病乱投医现象,最后还是一筹莫展,情绪低落,往往会诱发或加重病情的发展。相反,良好的状态,对白癜风的痊愈,有着积极的意义。

(2)患者到医院接受治疗,要坚持"四要":一要树立信心,患者要相信通过积极的治疗一定能康复;二要下定决心,以坚定的意志接受治疗;三要持之以恒,持着能治好的不变意志,坚持治疗;四要有耐心,服药和外用药或接受其他治疗均需时费力,若有不尽人意之处,不要有埋怨和厌烦的情绪。

3. 日常生活护理

(1)慎用外用药,以防刺激皮肤,尤其是面部的外搽药应特别注意。

(2)适当进行日光浴,但在夏天不宜曝晒。

(3)忌服维生素 C 及含维生素 C 多的食物。

(4)在进行期,避免机械性刺激以免损伤肌肤,以发生同形反应。

(5)正常治疗中配合黑色食品辅助治疗,如黑木耳、黑芝麻、黑豆、黑米、黑枣、桑葚子、核桃肉等。一般随药物的疗程而服食,年老体弱者对药物的敏感性或耐受性差尚可单独食用。

参考文献

[1] 刘瓦利.疑难病中西医结合诊治丛书——白癜风[M].北京:科学技术文献出版社,2003.

[2] 张峥,肖风丽,杜文辉,等.中国汉族人白癜风伴发自身免疫疾病与遗传关系[J].安徽医科大学学报,2008,02:194-196.

[3] 徐观辉,李建军.白癜风治疗新进展[J].皮肤性病诊疗学杂志,2010,01:75-77.

[4] 于伟.河南省606例白癜风患者临床及流行病学调查分析[D].郑州:郑州大学,2014.

[5] 周晖,韩建德,曹光玲,章星琪.白癜风发病机制研究进展[J].皮肤性病诊疗学杂志,2012,02:111-113.

[6] 刘佳,许爱娥,魏国奇.进展期白癜风中医诊疗方案的验证[J].中华中医药学刊,2011,01:148-150.

[7] 张峥.白癜风的遗传与相关自身免疫性疾病研究[D].合肥:安徽医科大学,2008.

[8] 鲁燕侠,王向党,刁俊龙,刘振华.白癜风治疗药物概况[J].现代生物医学进展,2010,13:2587-2589.

[9] 张建青,李建军.白癜风的表观遗传学研究进展[J].皮肤性病诊疗学杂志,2010,05:384-386.

[10] 刘江波.白癜风的遗传流行病学研究[D].合肥:安徽医科大学,2005.

[11] 夏飞,邵现周,王西京,李立.白癜风治疗进展[J].皮肤病与性病,2014,01:20-22.

[12] 吴良才,卢念祖,韩建德,等.白癜风患者的临床调查和生活质量评价[J].岭南皮肤性病科杂志,2006,05:361-363.

[13] 罗卫.中西医结合治疗白癜风及自体黑素细胞培养移植的研究[D].北京:北京中医药大学,2013.

[14] 李京玉.论皮肤病阴阳辨证[D].哈尔滨:黑龙江中医药大学,2012.

[15] 全国中西医结合皮肤性病学会色素病学组.白癜风临床分型及疗效标准

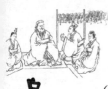

（草案）[J].中华皮肤科杂志,1995,2(5):13-16.

[16] 欧阳恒,杨志波,朱明芳,等.白癜风的诊断与治疗[M].北京:人民军医出版社,2004:39-40;48-49.

[17] 欧阳恒,杨志波.白癜风诊断与治疗[M].北京:人民军医出版社,2013.

[18] 郭长香.白癜风诊断与治疗[M].北京:人民卫生出版社,2002.

[19] 成爱华,韩梅海.白癜风治疗学[M].:北京:人民军医出版社,2011.

经验集

第二章 医 方

内 治

一、辨证论治

(一)基本证型

1. 气血不和证

证候:好发于头面、颈、双上肢或泛发全身。白斑光亮色淡,边缘模糊,起病突然,发展迅速,一般无自觉症状或有轻微痒感;舌淡红苔薄白,脉细滑。

治则:调和气血,疏风通络。

方药:除驳丸加减。生地黄 30 克,熟地黄 30 克,当归 12 克,川芎 10 克,浮萍 10 克,姜黄 12 克,制首乌 12 克,白鲜皮 6 克,蝉蜕 6 克,鸡血藤 30 克,防风 12 克。

方解:方中生地黄、熟地黄、当归、川芎、浮萍调和气血;姜黄、制首乌、鸡血藤活血养血,血行风自灭;白鲜皮、蝉蜕、防风引药归经,祛风通络。

加减:气血亏虚证见自汗,乏力,面色㿠白,少言懒语,加黄芪 15 克,党参 15 克,白芍 12 克,阿胶(烊化)10 克以补气益血。

2. 湿热内蒸证

证候:多发于面部及五官周围,皮损呈粉红色,边界清楚,皮损出现前常有明显瘙痒,或有皮肤过敏史,兼见肢体困倦,头重,纳呆,舌红,苔黄腻,脉滑微数。

治则:清热除湿,调和气血。

方药:萆薢渗湿汤合四物汤加减。萆薢 15 克,赤芍 10 克,白芍 10 克,秦艽 10

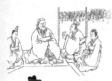
克,防风 10 克,牡丹皮 10 克,薏苡仁 15 克,当归 12 克,苍术 10 克,川芎 10 克,茯苓 12 克,苍耳子 10 克。

方解:萆薢、薏苡仁、苍术、茯苓、秦艽清热利湿;赤白芍、丹皮、当归、川芎调和气血;防风、苍耳子助赤白芍、丹皮、当归、川芎活血祛风。

加减:大便溏加车前子(包煎)12 克,白术 15 克以加强清热利湿之功;白斑痛痒加白鲜皮、夜交藤各 15 克,鸡血藤 20 克,苦参 10 克,威灵仙 12 克以祛风止痒、活血通络。

3. 肝郁气滞证

证候:白斑无固定好发部位,色泽时暗时明,皮损发展较慢,常随情绪波动而加重,伴胸闷嗳气,性情急躁,两胁胀痛;女性可见月经不调,乳房结块;舌淡红,苔薄白,脉弦细。

治则:疏肝解郁,活血祛风。

方药:逍遥散合四物汤加减。柴胡 9 克,郁金 12 克,当归 10 克,川芎 10 克,熟地黄 20 克,白芍 20 克,刺蒺藜 12 克,防风 10 克。

方解:方中柴胡、郁金、白芍疏肝解郁;当归、川芎、白芍、熟地黄养血、活血、祛风;白芍、刺蒺藜、防风疏肝祛风。

加减:急躁易怒者酌加栀子 15 克,磁石(先煎)30 克以泻火镇静除烦;口干,头胀者加夏枯草 15 克,丹皮 12 克以平肝潜阳;便秘者加大黄(后下)8 克,桃仁 12 克通瘀行便。

4. 肝肾不足证

证候:病程日久,或有家族史,皮损泛发或局限,色乳白,白斑区毛发变白,病情发展缓慢,兼见皮肤干燥,头昏眼花,腰膝酸软;舌红,苔少,脉细数。

治则:滋补肝肾,养血活血。

方药:一贯煎合四物汤加减。生地黄 30 克,枸杞子 30 克,制首乌 30 克,当归 10 克,沙参 10 克,川楝子 12 克,白芍 15 克,川芎 10 克。

方解:方中生地黄、枸杞子滋补肝肾;当归、川芎、白芍、制首乌养血活血;沙参养阴生津;川楝子疏肝理气。

加减:伴有家族史,配服六味地黄丸养肾阴;男子遗精,加龙骨(先煎)20 克,牡蛎(先煎)30 克以收敛固涩;妇人崩漏者,加阿胶(烊化)10 克,三七粉(冲服)3 克以补血止血;白斑浅淡,神疲乏力,面色㿠白加黄芪 15 克,党参 15 克补中益气;畏寒肢冷加制附子 10 克,仙茅 6 克,仙灵脾 12 克温阳散寒。

5. 瘀血阻络证

证候:病程日久,皮损局限一处或泛发全身,或发生在外伤部位,白斑发展缓慢,白斑内毛发变白;舌暗红或有瘀点,瘀斑,脉涩。

治则:活血化瘀,祛风通络。

方药:通窍活血汤加减。麝香(兑服)0.15克,桃仁、红花各9克,赤芍10克,川芎10克,老葱3根,大枣7枚。

方解:方中麝香、桃仁、红花活血化瘀,活血通络;赤芍、川芎化瘀祛风;葱、姜、枣通络散滞,和血益脾。

加减:病由外而发加乳香10克,没药10克以行瘀散滞;大便干结者,加火麻仁20克,桃仁10克以润便行瘀;病程日久者,加苏木10克,茺蔚子10克,地龙12克以化瘀通络。

(二)二型论治

1. 血虚风湿证(相当于急性期)

证候:起病比较急,或有皮肤过敏史。白斑粉红,不断增多,并向周围正常皮肤扩大,境界不清,多分布于额、面及鼻、口唇等五官周围。局部皮肤常有轻微瘙痒。伴有情绪烦躁、口干、溲赤。舌质红,苔薄黄,脉细数等症状。

辨证:风热袭表,气滞血瘀。

治则:凉血活血,清热消风。

方药:凉血地黄汤加减。常用药物有:生地、当归、赤芍、丹参、川芎、桃仁、黄芩、地榆炭、荆芥、防风、豨莶草、乌梢蛇等。

2. 肝肾不足证(相当于稳定期)

证候:有遗传倾向白斑内毛发变白,白斑边缘皮肤色暗,病程较长。伴有面色无华,头晕耳鸣,腰膝酸软。舌体胖有齿痕、苔薄、脉细弱等症状。

辨证:肝血不足,血不养肤。

治则:补益肝肾,养血、活血祛风。

方药:二仙汤合四物汤加味。常用药物有:仙茅、仙灵脾、生地黄、熟地黄、当归、赤芍、白芍、山萸肉、枸杞子、川芎、桂枝、白蒺藜、白鲜皮、地龙、防风、甘草等。

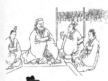

（三）三型论治

1. 三型论治（张志礼）

（1）肝肾阴虚型

证候：皮损多发无定处，可发生与任何年龄，任何部位，病程较长，且不断有新皮损出现，患者多素体虚弱，常有头痛头晕，口舌生疮，手足不温；舌质淡，脉沉细。

治则：滋补肝肾，养血益气，中和气血。

方药：黑桑葚 30 克，首乌藤 30 克，补骨脂 15 克，菟丝子 15 克，枸杞子 15 克，女贞子 15 克，丹参 15 克，当归 10 克，川芎 10 克，桂枝 10 克，白术 10 克，赤白芍各 10 克，生、熟地黄各 10 克。

（2）肝郁气滞，气血失和型

证候：皮肤白斑，发病前常有闷郁不舒、心情不畅等精神因素，胸闷气短，女性多伴月经不调；舌质红，苔白，脉弦滑或弦细。

治则：疏肝理气，调和气血。

方药：黑桑葚、白蒺藜各 30 克，白芍、丹参各 15 克，当归、白术、白芷、柴胡、枳壳、郁金、香附、浮萍、益母草各 10 克。

（3）心肾不交，心脾两虚型

证候：白斑常沿一定神经分布区域发生，皮损多按皮结节分布，多发生于青壮年。发病前常有一定的精神神经因素。患者易激动，常有惊厥、失眠、心悸怔忡、盗汗、自汗、倦怠、乏力，妇女多伴有月经失调；舌质边多红或边有齿痕，脉多弦滑或弦细。

治则：补益心脾，交通心肾，调和气血。

方药：黑桑葚、白蒺藜各 30 克，补骨脂 15 克，丹参 15 克，当归、川芎、黄芪、党参、白术、红花、木香、茯苓、钩藤、石菖蒲各 10 克。

2. 三型论治（褐国维）

（1）风血相搏型

证候：皮损表现呈乳白色，圆形或椭圆形，或不规则云片状，境界不清，不断发展；舌质淡红，苔白，脉弦细。

治则：调血祛风。

方药：自拟调血祛风除白汤（白蒺藜、浮萍、赤芍、熟地黄各 15 克，当归、甘草各 10 克,白芷、苍耳草各 9 克,川芎 6 克)。

(2)肝肾不足型

证候:皮损表现呈纯白色境界清楚,边缘整齐,斑内毛发变白,发病时间比较长且静止不扩展。舌质淡红,苔薄白,脉弦细弱。

治则:滋肝补肾。

方药:自拟滋肾除白汤(旱莲草、女贞子、白芍、乌梅各 15 克,山茱萸、熟地、丹皮、山药、泽泻、茯苓各 12 克,甘草 10 克)。

(3)气滞血瘀型

证候:皮损表现呈白色,境界清楚,边缘呈深褐或紫褐色,局部可有轻度刺痛,可发生于外伤部位或因外伤而加重。舌质暗有瘀点或瘀斑,脉细涩。

治则:活血化瘀。

方药:自拟活血化瘀祛白汤(赤芍、郁金、丹皮、当归、大枣各 15 克,老葱、甘草各 10 克,红花、生姜、川芎各 6 克)。

3.三型论治(朱仁康)

(1)气血不和证

证候:本证发病时间比较短,一般皮损发生比较突然,呈乳白色,圆形或者不规则云片装,散在或者重叠分布,无痒痛感。发病前常有精神刺激,或者体质比较弱。舌质淡红,脉细弱。

辨证:气机紊乱,气血不和。

治则:调和气血,祛风通络。

方药:生地、熟地、当归、紫草、白鲜皮、制首乌、姜黄、茜草、黑芝麻。

辨证加减:血瘀者加阿胶;气血不足者加生黄芪;汗出恶风者加桂枝、白芍。

(2)肝肾不足证

证候:本证发病时间比较长,可伴有家族史,皮肤白斑局限或者泛发,一般皮损静止不扩散,斑色纯白,境界清楚,边缘整齐,斑内毛发变白。舌质淡而无华,脉细无力。

辨证:肝肾不足、亡血失精。

治则:滋补肝肾,养血祛风。

方药:一贯煎加减。常用药物有:沙参、麦冬、当归、生地、枸杞子、川楝子、女贞子、覆盆子、防风。

辨证加减:伴有家族史者应配服六味地黄丸;妇人伴有崩中漏下者加阿胶;

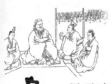

男子遗精早泄者,加生龙骨、生牡蛎。

(3)瘀血阻滞证

证候:临床证见病程长久,白斑局限或者泛发,甚或仅存少许正常肤色,很少扩展;或者白驳发于外伤后的部位上,皮损清晰易辨,边缘多整齐,呈深褐色或紫褐色。白斑中心多有岛状褐色斑点,局部可以有轻微的刺痛。舌质暗,可有瘀点或瘀斑,脉涩滞。

辨证:瘀血阻滞,经络不通。

治则:活血化瘀,疏通经络。

方药:通窍活血汤化裁。常用药物有桃仁、红花、川芎、赤芍、当归、桂枝、大枣、生姜。

辨证加减:病日久者加苏木;大便干结者,倍用当归、桃仁;病因跌扑损伤而发者,加乳香、没药;局部伴有刺痛者,加山甲、姜黄。

4.三型论治(李秀敏)

(1)情志不遂,气机壅滞证

证候:多有气郁症状,白斑发展比较快。若复感风邪,白斑偶有充血发红,瘙痒。舌质淡红,脉弦细。

辨证:气血不和,气机壅滞。

治则:祛风理气和血通络。

方药:自制白癜丸(当归25克,丹参60克,赤芍60克,鸡血藤90克,白蒺藜90克,蔓荆子25克,上药共为细末,水泛为丸,早晚各服10~15克)。

(2)肝肾不足,劳倦过度证

证候:本病多有家族史,患者呈慢性病容,神疲乏力,白斑发展缓慢,但病程长久,不易治愈。舌质红,脉细弱。

辨证:肝肾不足,血虚生风。

治则:滋补肝肾,养血祛风。

方药:金樱丸化裁(制首乌150克,胡麻仁30克,生地黄30克,苍耳子30克,菟丝子120克,肉苁蓉60克,怀牛膝60克,金樱子30克,上药共为细末,水泛为丸,早晚各服10~15克)。

(3)气血瘀滞证

证候:病程日久,白斑可继发于外伤之后皮肤上,中心可见色素岛。白斑边缘呈深褐色,压之不褪色,局部有刺痛感。女子可伴有经行不畅。舌质暗红,有瘀斑,脉涩滞。

辨证:气血不畅,经络不畅。

治则:活血化瘀,疏通经络。

方药:海龙蛇散加减(乌梢蛇、荜茇、骨碎补、地龙各30克,乳香、没药、桃仁各10克,黄芪20克,上药共为细末,水泛为丸,早晚各服10~15克)。

(四)四型论治

1.四型论治(张作舟)

(1)气郁型

证候:皮损表现为白斑色淡,周围色素沉着明显,多因郁怒惊恐所致,常伴有胸胁胀满,烦躁纳呆。舌质淡红,苔薄黄,脉弦细。

辨证:肝气郁结,精血亏虚。

治则:疏肝解郁,养血填精。

方药:消斑汤加减。将方中熟地黄改为生地黄,加香附、白芍。胁痛者加延胡索;舌质红绛者加丹皮、赤芍;月经不调者加益母草。

(2)气虚型

证候:皮损表现为白斑色苍白,边界清楚,周围色素沉着不明显,多由劳累或忧思过度诱发,常伴有神疲乏力、纳食减少。舌质淡,舌边有齿痕,苔白,脉滑。

辨证:脾失健运,精血不足。

治则:益气健脾,荣养精血。

方药:消斑汤加减。原方去柴胡,加党参、茯苓、厚朴,且重用黄芪(20~30克)。腹胀胸闷者加枳壳、木香;食少纳差者加炒三仙。

(3)阴虚内热型

证候:皮损表现为白斑中透红,甚则明显潮红,边界清楚,周围可有色素沉着,多由于素体阴虚内热,虚阳外越,或因曝晒,毒热伤及阴血所致。常伴有五心烦热,失眠多梦,口干目涩等症。舌质红、少苔或无苔、脉细数。

辨证:阴血不足,虚阳外扰。

治则:滋阴清热,养血消斑。

方药:消斑汤加减。将方中熟地黄改为生地黄,加丹皮、地骨皮、青蒿。烦躁者加香附、栀子;失眠多梦者加远志、炒枣仁。

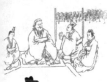

（4）血瘀型

证候：皮损表现为色白无泽，经久不愈，多由于外伤诱发或无明显诱因。妇女常伴有月经不调，经血色暗有血块；或兼症不明显。舌质暗红或暗淡、苔白、脉弦或涩。

辨证：肝肾不足，瘀血阻络。

治则：滋补肝肾，活血通络。

方药：消斑汤加减。原方中加桃仁、红花、白僵蚕、桂枝。皮损顽固不愈，舌质暗者加三棱、莪术；月经不调者加益母草。（消斑汤组成：熟地黄、当归、制首乌、补骨脂、菟丝子、女贞子、黄芪、白术、柴胡、郁金、丹参、防风、白芷、白花蛇舌草。）

2.四型论治（刘红霞）

（1）风热束肺型

证候：白斑以头面部为主，发生、发展迅速，多为近圆形，白斑润泽。病的初期可见发热、恶寒、鼻塞、流涕、咳嗽、口渴、咽喉红肿疼痛，舌质红，苔薄白，脉浮数等。

治则：疏风清热。

方药：银花汤加减。

（2）肝郁气滞型

证候：白斑多向肝经循行部位蔓延，如头发、双目、耳周、颈项、胸肋、乳房、小腹两侧、双胯、腹股沟、外阴等部位，患者多伴有胸肋、乳房胀痛，脘腹胀或串痛、喜叹气、嗳气吞酸、呕吐苦水、纳呆、腹痛泄泻，苔薄、脉弦等症，且常随情绪变化而变化，发展较快。

治则：疏肝健脾、活血祛风。

方药：加味逍遥散加减。

（3）瘀血阻络型

证候：皮损多为不对称性白斑，色偏暗，部位较固定，界清，多发于外伤或其他皮肤损伤后，妇女月经色暗、有血块，舌质紫红或有瘀点、舌下脉络怒张，脉细涩。

治则：养血活血，通经化瘀。

方药：桃红四物汤加减。

（4）脾肾两虚型

证候：白斑淡白无光或萎黄，多分布在四肢肌肉发达部位，以及口唇周围，一般病程进展缓慢，多伴有纳呆、腹胀、便溏、胃脘冷痛、面色萎黄、肌肉消瘦、耳鸣耳聋、目涩肢麻、少寐健忘、腰肢酸软、遗精，舌质淡嫩，苔白厚而滑，脉虚。

治则：补脾益肾养血。

方药：健脾益肾汤加减。

（五）五型论治

1. 五型论治（欧阳恒）

（1）气血失和、风湿内扰证

证候：皮肤有乳白色斑片，伴有汗液增多，自觉瘙痒有热感，兼见肢体困倦酸胀。舌红、苔黄腻、脉浮数。

治则：散风除湿，调和气血。

方药：紫铜消白方（紫铜、铁锈、紫草、紫丹参、紫背浮萍、紫苏、紫河车、刺蒺藜、豨莶草、郁金、红花、鸡血藤、大枣、核桃肉）。

（2）肝肾不足证

证候：患者年龄较大，白斑为乳白色，白斑内毛发变白，病程已久，发展缓慢，伴头昏眼花，耳鸣，两胁隐痛，腰膝酸软，月经量少。舌质红、苔少、脉细弱。

治则：滋养肝肾，乌肤增色。

方药：消白合剂（黑芝麻、黑大豆、核桃、紫背浮萍、路路通、红花、大枣）。

（3）气血不和证

证候：皮肤白斑浅淡，伴神疲乏力，气短懒言，面色淡白或萎黄，头晕目眩，唇甲色淡。舌淡、苔薄白、脉细弱。

治则：健脾益气，养血祛白。

方药：养血祛白颗粒（阿胶、川芎、白芍、熟地黄、生黄芪、党参、大枣、制首乌、全虫、路路通）。

（4）脾肾阳虚证

证候：皮肤白斑日久不愈，伴畏冷肢凉，面色㿠白，腰酸，腹部冷痛，舌质淡，苔白滑，脉沉迟无力。

治则：健脾温肾，祛斑消白。

方药：参附消白片（人参、白术、茯苓、附片、肉苁蓉、枣皮、淮山药、熟地黄、

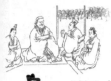
泽泻、甘草)。

(5)瘀血阻络证

证候:多有外伤史,皮肤白斑稍暗紫,病程日久,舌紫或有斑点、脉涩。

治则:活血定志,化瘀通经。

方药:通络消白丸(鸡冠花、红花、赤芍、生黄芪、炙山甲、紫草、路路通、地龙、漏芦、远志)。

2. 五型论治(朱铁君)

(1)气血不和型

证候:局部表现为白斑色淡,边缘模糊,发展缓慢,患者全身可有疲乏无力,面色苍白,手足不温,舌质淡润、脉细。

治则:调和气血、疏风祛邪。

常用药:刺蒺藜、防风、生地黄、赤芍、当归、丹参、苍术、旱莲草等。

(2)湿热型

证候:表现为白斑粉红,边界清楚,发病较急,迅速蔓延扩大,多见于面部,发病前局部可有痒感,患者全身可感肢体困倦,头昏乏力,舌质红,苔黄腻,脉濡或滑。

治则:清理湿热、活血祛风。

常用药:忍冬藤、赤芍、秦艽、泽兰、白芍、黄芩、当归、茯苓、丹参、龙胆草、生地黄、熟地黄、防风等。

(3)肝郁气滞型

证候:表现为白斑无固定好发部位,皮损发展缓慢,色泽时暗时明,多见于女性,病情常随着感情变化而加剧,常伴胸胁胀满、性格暴躁,月经不调,舌质红,苔薄白,脉弦细。

治则:疏肝解郁,活血祛风。

常用药:当归、白芍、郁金、刺蒺藜、益母草、苍耳草、茯苓、白术等。

(4)肝肾不足型

证候:表现为白斑边界清楚,局部毛发亦多变白,病程长,患者可有头昏耳鸣,腰酸背痛,舌质淡或红,苔少,脉细弱。

治则:滋补肝肾,养血祛风。

常用药:生地黄、熟地黄、制首乌、赤芍、白芍、当归、川芎、黑芝麻、刺蒺藜、补骨脂、女贞子、枸杞子、丹皮、红花等。

（5）经络阻滞型

证候：表现为白斑局限，常不对称，边界清楚，斑内毛发变白，发展缓慢，舌暗紫或瘀点或舌下静脉曲张，脉细涩。

治则：活血化瘀，祛风通络。

常用药：丹参、当归、桃仁、红花、鸡血藤、赤芍、川芎、威灵仙、浮萍、生姜、大枣等。

3. 五型论治（徐宜厚）

（1）风燥型

证候：皮损表现为白斑光亮，多发于上半身或者泛发全身，发病快，病情进展亦快，患者以青壮年居多。舌质红，苔少，脉洪数。

治则：疏风润燥。

方药：二至丸加减。女贞子、旱莲草各 12 克，桑葚、刺蒺藜各 15 克，丹参、防风、浮萍各 10 克，黑芝麻 30 克，白附子、甘草各 6 克。

（2）湿热型

证候：皮损表现为白斑呈淡褐色或粉红色，多发生在颜面七窍周围或颈项区域，并有夏秋进展快、冬春不扩展的趋势，日晒或遇热，肤痒尤重，患者多为中青年人，老年人次之。舌质淡红，苔薄黄微腻，脉濡数。

治则：除湿清热。

方药：胡麻丸加减。大胡麻 15 克，苦参、防风、石菖蒲各 10 克，豨莶草 15 克，白附子、重楼、红花、苍术、蛇蜕各 6 克。

（3）寒凝型

证候：皮损表现为白斑晦暗，病变多在下半身和四肢末端，病情进展缓慢，常为多年以至终身不愈，患者以中老年居多。舌质淡红，苔薄白，脉沉细。

治则：散寒通络。

方药：神应消风散加减。党参、白芷、苍术各 10 克，制首乌、鸡血藤、夜交藤、丹参各 15 克，红花、路路通、麻黄各 6 克，全蝎 1～2 个。

（4）肝郁型

证候：皮损表现为白斑淡红，多数局限于某一处或者泛发全身，病情的进展常与思虑过度、精神抑郁有关，患者以女性为主，伴有月经不调等病史。舌质暗红，苔少，脉弦数。

治则：疏肝解郁，活血增白。

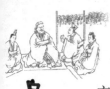

方药:逍遥散加减。当归、炒白芍、茯苓、干地黄各 10 克,郁金 6 克,八月扎、益母草各 15～30 克,苍耳子 12～15 克,自然铜 30 克。

(5)肾虚型

证候:皮损表现为斑为瓷白色,分布无一定规律,病情的进展与劳累、房劳等密切相关,患者以男性为主。常伴有阳痿、腰膝酸软、头昏、肢倦等。舌质淡红,苔少,脉细弱。

治则:滋补肝肾。

方药:五子衍宗丸加减。沙苑子、覆盆子、蛇床子各 12 克,枸杞子、车前子、生、熟地黄、赤芍各 10 克,当归、刺蒺藜、制首乌各 10 克,黑芝麻 15 克。

(六)六型论治

1. 六型论治(周亦农)

(1)气血不和型

证候:发病时间长短不一,多在半年至 3 年左右,白斑光亮,好发于头、面、颈、四肢或泛发全身,起病迅速,蔓延快,常扩散一片,皮损无自觉症状或有微痒,舌质淡,脉滑。

治则:调和气血,活血通络

方药:除驳丸加减,常用药物有生地黄、熟地黄、当归、川芎、姜黄、制首乌、鸡血藤等。

(2)气滞血瘀型

证候:皮损多为不对称性白斑,边界清楚,多发于外伤或其他皮肤损伤后,白斑色偏暗,可有轻微疼痛感,斑内毛发变白,病情进展缓慢,可伴有面色发黯,肌肤甲错。舌质紫暗或有瘀斑,苔薄,脉细涩。

治则:活血化瘀,祛风通络。

方药:通窍活血汤加减,常用药物有红花、桃仁、赤白芍、麝香、刘寄奴、丹参、紫草、威灵仙、川芎、老葱、鲜姜等。

(3)气血两虚型

证候:皮损表现为白斑颜色较淡,边缘模糊不清,发展缓慢,常伴有神疲乏力,面色㿠白,手足不温。舌质淡,苔白,脉细无力。

治则:益气养血,活血消斑。

方药:补中益气汤加减,常用药物有黄芪,党参,当归,赤白芍,何首乌,墨旱莲,防风,白术,鸡血藤等。

（4）肝肾不足型

证候:发病久,或有家族史,证见皮损乳白色,局限或泛发,皮损区毛发变白,病情发展缓慢,对光敏感,皮肤干燥,伴头昏眼花,腰膝酸软。舌质红,苔少,脉细弱无力。

治则:滋补肝肾。

方药:一贯煎加减,常用药物有首乌藤、补骨脂、黑芝麻、女贞子、旱莲草、覆盆子、生地黄、熟地黄、枸杞子、仙灵脾、仙茅、白蒺藜等。

（5）肝气郁结型

证候:皮损表现为白斑色泽明暗不一,无固定的好发部位,白斑或圆或长,或为不规则云片状,发病可急可缓,但多随精神变化而加剧或减轻,较多见于女性,可伴有急躁易怒,胸胁胀满,月经不调等。舌质偏红,苔薄黄,脉弦。

治则:疏肝解郁,活血祛风。

方药:逍遥散加减,常用药物有当归、郁金、赤白芍、益母草、刺蒺藜、香附、灵磁石、茯苓等。

（6）湿热内蕴型

证候:皮损表现呈粉红色,或有淡红色丘疹,发于颜面七窍或颈部,夏秋季节发展快,冬春季不扩展,常感皮肤微痒,日晒后加重,可伴有头重,肢体困倦,口渴不欲饮。舌质红,苔黄腻,脉濡或滑。

治则:清热除湿,凉血消斑。

方药:萆薢渗湿汤加减,常用药物有萆薢、赤白芍、薏苡仁、当归、苍术、川芎、茯苓、秦艽、防风、龙胆草等。

2.六型论治（陈宏）

（1）湿热型

证候:发病较急,皮损发展较快,皮肤白前可有瘙痒,皮损多见于面部及双手、前臂等暴露部位,可单发或多发,白斑境界清或不清,可伴有头重身困,口渴不欲饮,舌红,苔白腻,脉滑或濡。

治则:利湿清热,祛风除湿。

常用药:荆芥、防风、威灵仙、秦艽、白蒺藜、白术、羌活、独活、白芷、苍耳子、龙胆草、虎杖等。

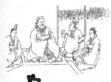
(2)气血不和型

证候:白斑色淡,边模糊,发展缓慢,伴有神疲乏力,面色㿠白,舌质淡,苔薄,脉细或弱。

治则:益气养血。

常用药:党参、黄芪、茯苓、当归、熟地黄、制首乌、红花、旱莲草、刺蒺藜、防风等。

(3)肝肾阴虚型

证候:病程较长,皮损境界清楚,白斑局限或泛发,毛发变白、皮肤干燥,可伴有头晕耳鸣,腰膝酸软,舌质淡红,少苔,脉细弱。

治则:滋补肝肾,养血祛风。

常用药:生地黄、熟地黄、枸杞子、墨旱莲、菟丝子、制首乌、桑葚、玉竹、北沙参、白蒺藜、乌梅、当归、赤芍、补骨脂等。

(4)肝郁气滞型

证候:表现为白斑无固定好发部位,可为大小不等的点状或片状,边界清楚,色泽时暗时明,多见于女性,病变常随情绪变化而加剧,常伴胸闷嗳气或胸胁胀痛、性格急易怒,月经不调,痛经及乳中结块,舌质可紫暗或有瘀点,苔白,脉弦或涩。

治则:疏肝理气,活血化瘀。

常用药:桃仁、川芎、红花、赤芍、柴胡、香附、丹参、郁金、檀香、白芷、鬼箭羽、刺蒺藜、益母草、苍耳草、茯苓、虎杖等。

(5)血热夹风型

证候:白斑粉红或带褐色,边缘模糊,多见头面部或泛发全身,皮损发作迅速,春夏季或日晒后加重,舌红,苔黄,脉细数。

治则:清热凉血,祛风。

常用药:水牛角、丹参、赤芍、丹皮、生地黄、黄芩、荆芥、防风、白蒺藜、白芷、乌梢蛇、独活等。

(6)脾胃虚寒型

证候:病程较长,白斑呈慢性反复发作性皮损,好发于面部及口唇,小儿多见,可在秋冬加重,可伴面色萎黄、纳食减少、腹胀身倦,重则胃寒肢冷,便溏溲清,舌质淡而胖嫩,苔白微腻,脉沉细无力。

治则:健脾益气,温中散寒。

常用药:黄芪、党参、茯苓、白术、山药、陈皮、砂仁、肉桂、补骨脂、白扁豆、白附子、苍术等。

(七)七型论治(刘复兴)

1.肝郁气滞型

证候:皮肤白斑,兼见两胁作痛,寒热往来,头痛目眩,口燥咽干,神疲食少,月经不调,乳房作胀,舌质淡红,苔薄白或薄黄,脉弦而虚。

治则:疏肝理脾,活血祛风。

方药:丹栀逍遥散加减。丹皮15克,炒栀子15克,益母草15克,当归15克,杭芍30克,白术15克,茯苓30克,炒柴胡15克,薄荷6克,刺蒺藜60克,煅自然铜30克,沙苑子30克,小红参30克,蜈蚣2条。

2.表气虚弱型

证候:皮肤白斑,兼见恶风,易感风邪而病感冒,自汗,舌质淡红,苔薄白,脉虚浮。

治则:益气固表,调和气血。

方药:玉屏风散加味。生黄芪45克,白术15克,防风30克,刺蒺藜60克,煅自然铜30克,沙苑子30克,蜈蚣2条。

3.血热风热型

证候:皮肤白斑,色略粉红,边缘模糊,伴微痒感,舌质淡红,苔薄黄,脉滑数。

治则:凉血活血,清热祛风。

方药:自拟荆芩汤加味。荆芥15克,枯芩15克,生地30克,丹皮15克,赤芍30克,紫草30克,刺蒺藜60克,煅自然铜30克,小红参30克,蜈蚣2条。

4.风湿型

证候:皮肤白斑,兼见头痛恶寒,身重疼痛,面色淡黄,胸闷不饥,午后身热,舌质淡,苔薄白或薄白腻,脉弦细而濡。

治则:健脾除湿,调和气血。

方药:三仁汤加减。杏仁(冲)15克,生苡仁60克,白蔻仁(冲)15克,厚朴15克,法夏15克,淡竹叶10克,通草6克,滑石(包煎)18克,刺蒺藜60克,煅自然铜30克,沙苑子30克,蜈蚣2条。

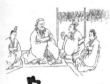
5.脾胃气虚型

证候:皮肤白斑,兼见面色萎黄,语气低微,四肢无力,食少或便溏,舌质淡,苔薄白,脉细缓。

治则:益气健脾,滋生气血。

方药:香砂六君汤加味。木香10克,砂仁(冲)15克,潞党参30克,白术15克,茯苓30克,炙甘草10克,陈皮10克,法半夏15克,刺蒺藜60克,煅自然铜30克,沙苑子30克,蜈蚣2条。

6.肝肾阴虚型

证候:皮肤白斑,兼见腰膝酸软,头目眩晕,耳鸣耳聋,盗汗遗精,或虚火上炎而致骨蒸潮热,手足心热,或消渴,或虚火牙痛,口燥咽干,舌红少苔,脉细数。

治则:滋补肝肾,调和气血。

方药:六味地黄汤加味。熟地30克,山茱萸15克,淮山药30克,丹皮15克,沙苑子30克,泽泻15克,茯苓30克,刺蒺藜60克,煅自然铜30克,蜈蚣2条。

7.气虚血瘀型

证候:皮肤白斑,兼见少气乏力,舌质淡红,苔薄白,舌下脉络迂曲,脉缓或细涩。

治则:益气活血。

方药:补阳还五汤加减。生黄芪60克,当归12克,川芎15克,桃仁(冲)15克,红花10克,赤芍30克,刺蒺藜60克,煅自然铜30克,女贞子30克,旱莲草15克,沙苑子30克,蜈蚣2条。

(八)八型论治(刘瓦利)

1.风湿蕴热证

证候:皮损表现为白斑粉红,边界清楚,多见于面部及外露部位,可单发或多发。一般发病比较急,皮损发展较快,皮肤变白前常有瘙痒感。伴有头重、肢体困倦,口渴不欲饮。舌质红,苔白或黄腻,脉浮滑或滑数。

治则:清热利湿,活血散风。

常用药:白蒺藜、浮萍、制首乌、赤白芍、秦艽、防风、冬瓜皮、茯苓、苍术、苍耳子、龙胆草、白薇等。

2. 肝郁气滞证

证候:皮损表现为白斑色泽明暗不一,无固定好发部位,白斑或椭圆或长,或为不规则云片状,无痒痛感。发病可急可缓,但多随精神变化加剧或减轻,女性较多见,可伴有急躁易怒,胸胁胀满,月经不调等症。舌质偏红,苔薄黄,脉弦。

治则:疏肝解郁,活血祛风。

常用药:当归、郁金、赤白芍、益母草、刺蒺藜、香附、灵磁石、茯苓等。

3. 肝肾不足证

证候:皮损表现为明显性脱色白斑,边界明显,颜色纯白,或局限于一处,或泛发于各处,脱色斑内毛发变白,病程较长,发展缓慢,治疗效果不显著,多有家族史。可伴有腰膝酸软,头晕耳鸣,两目干涩。舌质淡,苔薄,脉细弱无力。

治则:滋补肝肾,养血祛风。

常用药:首乌藤、白蒺藜、补骨脂、女贞子、旱莲草、黑芝麻、覆盆子、熟地黄、生地黄、仙灵脾、仙茅、枸杞子等。

4. 气滞血瘀证

证候:皮损多为不对称性白斑,边界清楚,多发于外伤或其他皮肤损伤后,白斑色偏暗,可有轻微疼痛感。斑内毛发变白,病情发展缓慢,疗效不显。可伴有面色发黯,肌肤甲错。舌质紫暗或有瘀斑、舌下静脉迂曲,苔薄,脉细涩。

治则:活血化瘀,祛风通络。

常用药:桃仁、红花、赤白芍、刘寄奴、麝香、丹参、紫草、威灵仙、川芎、老葱、鲜姜等。

5. 气血两虚证

证候:皮损表现为白斑颜色较淡,边缘模糊不清,发展缓慢。常伴有神疲乏力,面色㿠白,手足不温。舌质淡,苔薄,脉细无力。

治则:补益气血,疏散风邪。

常用药:黄芪、党参、赤白芍、当归、制首乌、旱莲草、防风、白术、鸡血藤、桂枝等。

6. 血热风燥证

证候:皮损表现为白斑色泽光亮,好发于头面部或身体的上半部,发病比较迅速,蔓延较快。伴有五心烦热、口干、失眠、头晕等。舌质干有裂纹,少苔或无苔,脉细数。

治则:养血润燥,消风祛斑。

常用药:生地黄、制首乌、白芍、旱莲草、丹参、桑白皮、白僵蚕、白蒺藜、白附

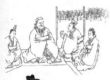

子、荆芥、防风等。

7. 脾胃虚弱证

证候：皮损表现为白斑颜色萎黄，好发于面部及口唇，小儿多见，病情发展缓慢。伴有神疲乏力，纳食减少，腰腹胀满，面色萎黄。舌质淡，苔白，脉虚弱。

治则：补益脾胃，调和气血。

常用药：党参、黄芪、茯苓、白术、当归、山药、赤芍、防风、白蒺藜、砂仁、白扁豆、白附子、丹参等。

8. 心肾不交证

证候：皮损多发于一侧肢端，常沿着一定的神经区域分布。好发于青壮年，常突然发病，病程短而发病较快，发病前常有一定的神经精神因素。伴有心悸、失眠、健忘、腰膝酸软。舌质红，苔薄白，脉弦细。

治则：交通心肾，滋阴养血。

常用药：熟地黄、山药、山茱萸、茯苓、丹皮、泽泻、补骨脂、阿胶、党参、白术、远志、五味子、黄连等。

二、名医方

1. 消斑汤（张作舟）

组成：熟地、制首乌、女贞子、菟丝子、黄芪、丹参、防风、白花蛇舌草各15克，当归、补骨脂、白术、柴胡、郁金、白芷、甘草各10克。

用法：每日1剂，水煎，分2次早晚服。

功效：养血填精，滋补肝肾，疏风通络。

主治：白癜风。

方解：方中熟地黄、当归、何首乌柔肝养血，补骨脂、菟丝子、女贞子益肾填精，"乙癸同源，肝肾同治"。黄芪、白术健脾益气，补后天之本以充气血生化之源。又以柴胡、郁金、丹参行气活血，防风、白芷疏风祛邪以通络，另加白花蛇舌草一味，甘淡而凉，清热活血利尿，使补中微泄，温而不热，补而不腻。

加减：①气郁型，熟地易生地加香附、白芍。胁痛加元胡；舌红绛加丹皮、赤芍；月经不调加益母草。②气虚型，去柴胡，重用黄芪，加党参、茯苓、厚朴；腹胀胸闷加枳壳、木香，纳差加炒三仙。③阴虚内热型，熟地易生地加丹皮、地骨皮、青蒿；烦躁加香附、栀子；失眠多梦加远志、炒枣仁。④血瘀型，加桃仁、红花、僵蚕、桂枝；皮损顽固不愈，舌暗加三棱、莪术；月经不调加益母草。

2. 玄机汤（傅魁）

组成：紫草 25 克，草河车 50 克，丹参 50 克，川芎 15 克，浮萍 50 克，刘寄奴 25 克，琥珀 10 克，地龙 10 克，牡丹皮 25 克，土鳖虫 10 克，威灵仙 25 克。

用法：每日 1 剂，水煎，分 2 次服。

功效：活血消斑，通经活络。

主治：白癜风。

方解：方中紫草清热凉血、活血解毒；丹参、川芎、牡丹皮、土鳖虫活血化瘀；刘寄奴、琥珀、地龙、威灵仙通经活络；草河车清热解毒；浮萍祛风散热、宣肺达皮。

加减：偏于风者加秦艽；偏于寒者加桂枝；偏于湿者加藿香、佩兰；偏于血瘀者加泽兰、红花。

3. 补益肝肾汤（陈邦强）

组成：熟地、制何首乌、黄芪、菟丝子各 20 克，肉桂、五味子各 10 克，当归、仙茅各 15 克，淫羊藿 30 克，甘草 3 克。

用法：每天 1 剂，水煎，分早、午、晚服。小儿酌减。

功效：温补肝肾，养血润肤。

主治：白癜风。

方解：方中熟地、制首乌滋补肝肾；菟丝子、肉桂、仙茅、淫羊藿补肾助阳；当归、黄芪益气养血；五味子益气补肾，加强补肾之力；甘草补中调和诸药。

加减：气虚明显者，加党参 30 克，炒白术 15 克重用黄芪；情志抑郁者，加柴胡 10 克，郁金 15 克；病程日久者，红花 10 克，川芎 12 克。

4. 克白煎（叶秋华）

组成：黄芪、熟地、何首乌、黄精、女贞子、刺蒺藜、补骨脂各 15 克，川芎、香附、延胡索、白芷、独活、防风各 10 克。

用法：每天一剂，水煎 2 次，分早、晚服。1 个月为 1 个疗程。

功效：滋补肝肾，理气养血祛风。

主治：白癜风。

方解：方中熟地黄、制首乌、黄精、女贞子滋补肝肾；黄芪益气；川芎、香附、延胡索疏肝理气；补骨脂补肾助阳，阳中以求阴；独活、白芷、刺蒺藜、防风祛风胜湿。

加减：肝肾阴虚者，加旱莲草、枸杞子各 15 克，桑葚 10 克；脾胃虚弱者，加

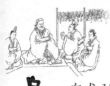

白术 15 克,神曲 10 克;肾阳不足者,加仙灵脾 15 克,沙苑子 10 克。

5. 二参二白归草汤(赵晓琴)

组成:旱莲草、何首乌各 30 克,党参、丹参、沙苑子各 15 克,白芷 12 克,当归、赤芍、白术各 10 克,蝉蜕 6 克。

用法:每天一剂,水煎服。15 天为 1 个疗程。

功效:补气健脾,活血祛瘀。

主治:白癜风。

方解:方中旱莲草、当归、制首乌、党参、白术补气养血,健脾化瘀,滋补肝肾;白芷、蝉蜕、沙苑子散风除湿,润泽颜色;丹参、赤芍活血通络,祛瘀生新,以改善血液循环。

加减:气血两虚型,加黄芪、党参、白芍;瘀血阻络型,加桃仁、红花、三七。

6. 养阴活血汤(袁绍文)

组成:女贞子、旱莲草、制何首乌、生地、丹参、赤芍各 30 克,白芷、牡丹皮各 15 克,紫草、川芎、刺蒺藜各 12 克。

用法:每天 1 剂,水煎,取 500 毫升药液,分早、中、晚饭前温服。小儿及年老体弱者酌减。30 天为 1 个疗程。

功效:活血养阴。

主治:白癜风。

方解:方中女贞子、旱莲草、制首乌滋补肝肾、生精补血;牡丹皮、刺蒺藜补血疏肝,散肝经风邪。七情内伤,耗伤阴血,虚火内生,气血凝滞,瘀阻脉络,故用生地黄养血,滋阴降火;紫草、丹参、赤芍活血凉血;川芎行气,气行则血行;白芷疏风解表,使阻滞之经脉畅通。如此阴血得养,瘀血祛之,则白斑自消。

加减:皮损在头面部加川芎、桔梗;胸腹部加姜黄、青皮;上肢者加桑枝、桂枝;下肢者加川牛膝、独活。

7. 扶正固本汤(许建平)

组成:炙黄芪、制何首乌、熟地各 30 克,补骨脂、桑葚、甘草各 10 克,当归 12 克,枸杞子、女贞子各 15 克。

用法:每天 1 剂,水煎服。外涂曲酮酊药水,早晚各 1 次。1 个月为 1 个疗程,一般治疗 3 个月。

功效:滋补肝肾,补气活血。

主治:白癜风。

方解:方中重用黄芪大补元气;制首乌、熟地黄、当归、女贞子、桑葚、枸杞子均为补肾填精之品,具有增强免疫作用,通过增强机体的抗病能力,恢复细胞的正常免疫功能,阻断免疫反应对黑素细胞的不利影响,促进黑素小体的合成;补骨脂为治疗白癜风的常用药,含有补骨脂素,能将还原的黑色素氧化成黑素,并促进角朊细胞释放介质,使表皮中剩余的黑素细胞增殖,形成以毛囊为中心的色素小岛,这种色素小岛逐渐扩大,融合成片,使白斑部分或完全消失。

8.活血祛风方(何谨亮)

组成:刺蒺藜 20 克,防风、茜草各 15 克,甘草 10 克。

用法:水煎服,每日 1 剂,分早晚 2 次服。

功效:活血祛风。

主治:白癜风。

方解:方中以刺蒺藜、防风活血祛风;茜草凉血消斑;甘草补中调和诸药。

加减:白斑色淡,边缘模糊,发展缓慢兼见气血不和之证者,加川芎、熟地;白斑粉红,边界清楚,起病急,蔓延快,多分布在面部及五官周围,皮肤变白前常伴有明显瘙痒或有皮肤过敏史兼湿热见症者,加金刚头、马齿苋、茵陈蒿;白斑无固定好发部位,色泽时暗时明,皮损发展较缓慢,发病与情感变化有关,女性兼见肝气郁结之证者,加八月札、天麻、柴胡;白斑边界清楚,脱色明显,色素脱失,斑内毛发亦变白兼见肝肾不足之象者,加女贞子、旱莲草、桑寄生、冬虫夏草、鹿角霜;白斑局限不对称,边界清楚,斑内毛发变白,发展缓慢而疗效较差,舌质紫暗,有瘀点、瘀斑,舌底静脉迂曲、怒张者,加丹参、桃仁、红花、凌霄花;白斑发病无固定好发部位伴瘙痒不适者,酌加蕲蛇、全蝎、白芷、防风、豨莶草。

9.活血祛风汤(王国辉)

组成:制首乌 30 克,当归、丹参、白花蛇、防风、荆芥、白芷、桃仁各 15 克,桑葚、黑芝麻、补骨脂、白蒺藜、百合各 20 克,红花、浮萍各 10 克,西红花(另煎) 1 克。

用法:水煎取汁,每日 1 剂,分早晚 2 次服。

功效:祛风止痒,活血通络。

主治:白癜风。

方解:方中以大剂量的活血化瘀药,当归、丹参、桃仁、红花使瘀血去则络自通;制首乌、桑葚、黑芝麻、补骨脂养血活血,滋阴补肾;荆芥、防风、白芷、白花蛇、白蒺藜、百合、浮萍以疏风解表,通络止痒。

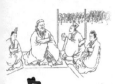

加减:情志抑郁者,加娑罗子、郁金;面色萎黄者,加黄芪、熟地;瘙痒明显者,加徐长卿、白鲜皮、蝉蜕;皮损在头面部者,加藁本、白芷;皮损在上肢者,加桂枝、桑枝;皮损在胸背部者,加羌活、薤白;皮损在腹部者,加独活、红藤;皮损在下肢者,加川牛膝、晚蚕沙;皮损广泛者,加桔梗、百部。

10. 养血祛风汤加减(于己百)

组成:生、熟地黄各 12 克,当归 15 克,白芍、川芎、浮萍、白芷各 18 克,制首乌、沙蒺藜各 30 克,黄芪 15 克,荆芥、防风各 6 克,甘草 3 克克。

用法:水煎服,每日 1 剂,早晚 2 次分服。

功效:补气,养血祛风。

主治:白癜风。

方解:方中当归、地黄、白芍、川芎、制首乌养血补气,蒺藜、荆芥、防风三药,具祛血中风之药,加入白芷、浮萍以加强祛风之力,黄芪补气活血,与当归为伍,益气生血;甘草补中调和诸药。

加减:偏重于阴虚,加桑葚、旱莲草、女贞子、枸杞子;血热盛者,加紫草、赤芍、丹皮、仙鹤草。

11. 养血填精汤(陆金帅)

组成:当归、熟地黄、白芷、白蒺藜、旱莲草、女贞子、乌梅、鸡血藤、制首乌各 16 克,红花、炙甘草各 6 克,补骨脂、菟丝子各 28 克,桃仁 8 克。

用法:水煎服,每日早晚 2 次分服,每次 200 毫升,儿童酌减。

功效:活血消斑,滋补肝肾。

主治:白癜风。

方解:方中补骨脂、菟丝子、制首乌、鸡血藤、女贞子、旱莲草具有补益肝肾,养血填精,活血消斑之功;熟地黄、当归、炙甘草补血益气,祛瘀通络;白芷、白蒺藜祛风活血,通络消斑;桃仁、红花活血化瘀消斑;乌梅酸平入肝,消斑解毒,疏肝理气;配合引经药,直达皮损部位。

加减:躯干(胸腹)部加青皮 7 克,独活 8 克;下肢加川牛膝、独活各 7 克;按皮损不同部位加入引经药:头面部加羌活、桔梗各 7 克;上肢加桂枝 10 克。

12. 养血祛风汤(吕熙)

组成:枸杞子、生地黄、熟地黄各 18 克,补骨脂 28 克,荆芥、牡丹皮、防风各 16 克,川芎、当归、地肤子各 8 克,蜈蚣 2 条。

用法:每日 1 剂,水煎服,每日 2 次早晚分服,4 周为一个疗程。

功效:养血祛风,滋补肝肾,活血化瘀。

主治:白癜风。

方解:方中熟地黄、当归养血滋阴;枸杞子、补骨脂滋补肝肾;蜈蚣、荆芥、防风、地肤子祛风除湿;生地黄、川芎、牡丹皮养血活血。

加减:偏重于阴虚者加山茱萸、旱莲草、女贞子;血热盛者加紫草、玄参、虎杖、仙鹤草、侧柏叶。

13. 祛白散(袁海波)

组成:白芍、熟地黄、生地黄、当归、川乌、紫草、白芷各 15 克,巨胜子、桑葚各 50 克,菟丝子、桂枝、防风、甘草、穿山甲各 8 克,桑叶、红花各 12 克,女贞子、白蒺藜、制首乌各 25 克,补骨脂、丹皮、旱莲草各 30 克,核桃肉 500 克。

用法:将药研细过筛,每次 8~12 克,每日 2 次,早晚各 1 次,连服半年。

功效:活血化瘀,补益肝肾,通经达络,调和气血。

主治:白癜风。

方解:方中以补骨脂为君,补肾滋阴,提高皮肤接受紫外线的敏感性,抑制表皮中的巯基,增强酪氨酸酶的活性,刺激黑色素细胞使其恢复功能产生色素;熟地黄、制首乌、巨胜子、山药为臣,增强君药补肾促进黑色素细胞形成,旱莲草、菟丝子、核桃肉滋补肝肾,填补阴精;当归、川芎、丹参、红花、白芍养血活血以消斑,防风、白蒺藜、穿山甲、白芷、桂枝、桑叶祛风通络,紫草、生地黄消斑祛白共为佐药;甘草补中调和诸药。本方借右归、二至、扶桑、四物,补肾,益气,健脾,养血和营之意。

14. 养血补肝散(张学文)

组成:旱莲草 200 克,白蒺藜、桑葚各 300 克,丹参 16 克,白附子 100 克,甘草 50 克,蜂蜜适量。

用法:将药研末粉碎,过 150 目筛,去渣合匀,以蜜为丸。每次服 7 克,早晚各 1 次。儿童酌减。服药期间忌食鹅、羊肉及草鱼、韭菜等。

功效:养血补肝,活血消斑。

主治:白癜风。

方解:方中桑葚、旱莲草滋补肝肾,养血消斑;丹参活血祛瘀;白蒺藜、白附子祛风除湿,行肌肤以消白斑;甘草、蜂蜜补中润燥,调和诸药。

加减:寒湿凝滞型去桑葚,加制首乌 300 克,肉桂 100 克;湿热型去丹参、白附子加女贞子 150 克,苦参 100 克。

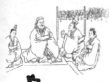
15. 补肾养血汤（李建新）

组成：当归、白芍、桃仁、补骨脂、五加皮各 10 克，熟地黄、旱莲草、制首乌各 15 克，白芷、红花、紫苏子各 6 克。

用法：水煎服，每日 1 剂，分 3 次温服。

功效：养血补肾，活血祛风。

主治：白癜风。

方解：方中白芍、当归、桃仁、红花补气活血；熟地黄、墨旱莲、制首乌、补骨脂补肾填精；白芷、紫苏子、五加皮祛风除湿，且五加皮以皮走皮，由引诸药至皮肤之妙。

加减：肝肾阴虚者，加女贞子 15 克，桑葚 10 克；肾阳虚者，加仙灵脾 15 克，沙苑子 10 克；脾虚者，加白术 15 克，薏苡仁 20 克，党参 30 克。

16. 消白饮（宋业强）

组成：女贞子 9 克，制首乌 12 克，旱莲草 9 克，当归、枸杞子、山茱萸、菟丝子各 15 克，熟地黄 21 克，补骨脂 9 克，沙苑子 30 克，白芷 9 克，甘草 9 克。

用法：水煎服，每日 1 剂，每日分 3 次服温。

功效：补肝益肾，养血祛风。

主治：白癜风。

方解：方中女贞子、旱莲草、熟地黄、沙苑子补肝益肾，为君药；枸杞子、菟丝子补肝益肾，山茱萸、补骨脂补肾填精，制首乌、当归养血补气，白芷祛风润燥，共为臣药；甘草补中调和诸药。

加减：血热者加生地 15 克，紫草 10 克；血虚加阿胶 10 克，白芍 15 克；气滞者加香附 10 克，木香 5 克；虚寒者加桂枝 8 克，鹿角胶 10 克。

17. 白癜风汤（洪文）

组成：枸杞子、熟地黄、生地黄各 20 克，补骨脂 30 克，荆芥、防风、丹皮各 15 克，川芎、当归、地肤子各 10 克，蜈蚣 2 条。

用法：水煎服，每日 1 剂，分早晚 2 次服。

功效：养血祛风，补益肝肾，活血化瘀。

主治：白癜风。

方解：方中熟地黄、当归养血滋阴；枸杞子、补骨脂滋肝补肾；蜈蚣、荆芥、地肤子、防风搜风利湿；生地黄、川芎、丹皮养血活血。

加减：偏重于阴虚，加山萸肉、旱莲草、女贞子；血热盛者，加紫草、赤芍、仙鹤草。

18. 首乌活血祛风汤（孙秉严）

组成：黑芝麻、沙苑子、生地黄、熟地黄各 20 克，制首乌、旱莲草各 30 克，当归、白芍各 15 克，丹皮、赤芍、荆芥、防风、浮萍各 12 克，川芎、补骨脂各 15 克，桑葚、黄芪、丹参各 20 克，麻黄 6 克。

用法：水煎服，每日 1 剂，分早晚 2 次服，3 个月为 1 个疗程。

功效：活血，补肾，祛风。

主治：白癜风。

方解：方中黑芝麻、沙苑子、熟地黄、制首乌、桑葚、旱莲草、补骨脂养肝补肾填精以治其本；生地黄、当归、白芍、牡丹皮、赤芍、川芎、丹参养血活血以消瘀；防风、麻黄、荆芥浮萍搜风解表，荆芥、防风引诸药达表；黄芪补气，使气盛则血行瘀散。

加减：忧郁者加柴胡、郁金、香附，以疏肝解郁；湿重者加苍术、薏苡仁、地肤子以淡渗利湿。

19. 祛风消斑汤（张志礼）

组成：柴胡、白术、防风、当归、香附、郁金、川芎、红花各 10 克，白芍、茯苓、丹参各 15 克，白附子 6 克。

用法：水煎服，每日 1 剂，分早晚 2 次服。

功效：疏肝健脾，活血祛风。

主治：白癜风。

方解：方中柴胡、白芍疏肝柔肝、理气解郁，白术、茯苓健脾益气，与白附子、防风共奏扶正祛邪疏风之效；"气为血之帅，血为气之母"，气滞则血瘀，血瘀则气滞更甚，故行气通络还需活血化瘀，故用当归、香附、郁金、川芎、丹参、红花。全方共达理气解郁、化瘀通络、疏风祛邪之功。

加减：阴虚火旺，肝阴不足者，加女贞子、旱莲草、枸杞子；女性月经不调者，血热有瘀者加益母草、赤芍；心烦失眠者加炒枣仁、茯神。

20. 通窍活血汤合二至丸加减（李广瑞）

组成：赤芍、桃仁、川芎、当归各 15 克，红花、羌活、浮萍、白芷、藁本各 9 克，丹参、制首乌、女贞子、旱莲草、补骨脂、刺蒺藜各 15 克，甘草 3 克。

用法：水煎服，每日 1 剂，分早晚 2 次服。

功效：滋补肝肾，活血通络。

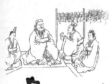

主治:白癜风。

方解:方中制首乌、枸杞子、旱莲草滋补肝肾之阴;补骨脂补肾助阳,意在"阳中求阴",使阴血得生,白斑自消;赤芍、丹参、当归养血活血;川芎行气活血;刺蒺藜活血祛风;桃仁、红花活血化瘀以消斑;羌活、浮萍、藁本、白芷祛除在表之风邪,引诸药达表;甘草补中调和诸药。

加减:湿热蕴结者加苍术 10 克;痰湿内阻者加薏苡仁 30 克;气血亏虚者加阿胶 10 克,黄芪 30 克;肝郁气滞者加柴胡 10 克,郁金 15 克,香附 10 克。

21. 消白灵(薛文辉)

组成:当归、川芎、香附、红花、白芷、补骨脂、赤白芍各 10 克,丹参、菟丝子、白花蛇舌草各 15 克,生、熟地黄各 20 克,甘草 6 克。

用法:水煎服,每日 1 剂,分早晚 2 次服。

功效:疏肝理气,调和气血。

主治:白癜风。

方解:以四物汤为君养血调血,佐防风、白蒺藜、白芷以祛风,菟丝子、补骨脂补肾阳,全方共奏养血疏风、中和气血之功。其中补骨脂和白芷有光敏感作用,赤芍、川芎、菟丝子、补骨脂和白蒺藜已被证实能使黑素细胞数量、含黑素颗粒细胞数和黑素含量指数明显增加。

加减:肝肾阴虚者,加黄精、枸杞子各 15 克,女贞子 10 克,旱莲草 15 克;脾肾亏虚者,加桑寄生、鸡血藤、仙灵脾各 15 克,白术 15 克,神曲 10 克,薏苡仁 30 克。

22. 自拟消白丸(谭利华)

组成:蛇床子 50 克,牛膝、仙灵脾、川断、白芍、露蜂房、枸杞子、生黄芪、丹参各 30 克,柴胡、山茱萸、菟丝子、鹿角、当归各 20 克,酸枣仁、水蛭、雄蚕蛾、香附各 15 克,蜈蚣、制附子、甘草各 10 克。

用法:以上共碾为细末,蜜炼为丸,如绿豆大。根据患者年龄,每次 6～9 克,每天 2 次,温水送服。

功效:滋补肝肾,补气壮阳,理气活血。

主治:白癜风。

方解:方中生黄芪、仙灵脾、川断、菟丝子、鹿角、雄蚕蛾、制附子补气壮阳,香附、柴胡、当归、川芎、丹参、水蛭理气活血,白芍、枸杞子、山茱萸滋补肝血,蛇床子、露蜂房、牛膝、蜈蚣祛风除湿,甘草调和诸药。

加减:阴虚火旺,肝阴不足者,加女贞子、旱莲草、枸杞子;女性月经不调者,血热有瘀者加益母草、赤芍;心烦失眠者加炒枣仁、茯神。

23. 自拟治癜方(朱晖)

组成:豨莶草、旱莲草、白蒺藜各 30 克,补骨脂 6 克,菟丝子 10 克,苍耳子10 克。

用法:两煎取汁 200 毫升,每日 1 剂,分早晚 2 次服,15 天为 1 个疗程,共服3 个疗程。

功效:滋补肝肾,补肾助阳。

主治:白癜风。

方解:方中豨莶草祛风湿、强筋骨、补肝肾,菟丝子、旱莲草、补骨脂滋养肝肾、补肾助阳,佐以白蒺藜、苍耳子加强祛风除湿之功。实验研究结果表明,菟丝子、旱莲草对体外培养鼠黑芝麻瘤细胞黑素形成有促进作用,尤其补肝肾类药物促进黑素细胞增生和色素合成能力最强,故诸药合用治疗白癜风疗效较好。

加减:皮肤瘙痒者加防风、荆芥、白鲜皮;皮肤干燥者加女贞子、桑葚、枸杞子;白斑日久,急躁易怒者加柴胡、郁金、川芎。

24. 二仙汤合四物汤加减(马绍尧)

组成:生、熟地黄各 15 克,当归、赤芍、白芍、山茱萸、仙茅、枸杞子、仙灵脾、川芎、桂枝、白蒺藜、白鲜皮、防风、炙地龙、桃仁泥各 9 克,生甘草 3g。

用法:水煎服,每日 1 剂,分早晚 2 次服。

功效:补益肝肾,养血活血,祛风。

主治:白癜风。

方解:方中熟地黄、当归、白芍、山萸肉、枸杞子、仙灵脾、仙茅补益肝肾;生地黄、赤芍、川芎、桂枝、炙地龙、桃仁泥养血活血;白鲜皮、白蒺藜、防风祛风通络;甘草补中调和诸药。

加减:神疲、乏力、口淡不渴、舌质淡、脉细弱者,加党参、黄芪;口干便秘、舌红少津、脉细或细数者加元参、茜草。

25. 黄精首乌汤(谈煜俊)

组成:黄精 20 克,制首乌 18 克,女贞子、旱莲草、鸡血藤、山茱萸各 15 克,桑葚、白蒺藜、当归各 10 克,川芎 12 克。

用法:水煎服,每日 1 剂,分早晚 2 次服。

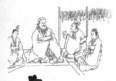

功效:培补肝肾,养血活络。

主治:白癜风。

方解:方中黄精、制首乌、旱莲草、女贞子、桑葚、山茱萸、当归补益肝肾,培补先天;白蒺藜、鸡血藤、川芎活血祛风。

加减:若皮损不断扩大,属于风盛,加秦艽 10 克,独活 10 克,浮萍 10 克,苍耳子 10 克,白芷 10 克;若因性情抑郁、精神创伤所致,属于肝郁气滞,加郁金 10 克,柴胡 5 克,白芍 10 克。

26. 自拟白癜消饮(裘凝才)

组成:丹参、桑寄生、白蒺藜、补骨脂、豨莶草、制首乌各 25 克,白术、茯苓各 15 克,山药 25 克,当归 12 克。

用法:水煎服,每日 1 剂,分早晚 2 次服。

功效:补脾健胃,疏通经络。

主治:白癜风。

方解:方中桑寄生、补骨脂、制首乌补肾助阳,培补先天;白蒺藜、豨莶草祛风通络;白术、茯苓、山药补脾健胃;当归、丹参养血活血。

加减:肾阳虚者,加仙灵脾、沙苑子、鹿角霜;肾阴虚者,加女贞子、旱莲草、黑芝麻;肝郁者,加柴胡、郁金;脾虚者,加白术、茯苓;局部有烧灼感,加白鲜皮、地肤子。

27. 消白增色汤(刘泳涛)

组成:补骨脂、川芎、赤芍、白芷、制首乌、八月札、紫河车、郁金各 10 克,浮萍 12 克,当归、丹参、白蒺藜、山茱萸各 15 克,自然铜 20 克,甘草 6 克。小儿剂量酌减。

用法:水煎服,每日 1 剂,分早晚 2 次服。

功效:活血祛风,疏肝解郁,滋补肝肾。

主治:白癜风。

方解:方中补骨脂、浮萍、自然铜消白增色;当归、川芎行气活血;丹参、赤芍活血化瘀;白术、白蒺藜疏风通络;八月札解郁养肝;山茱萸、制首乌、紫河车滋补肝肾;甘草补中调和诸药。

加减:以头面、颈部为多者,加升麻、玄参各 10 克;病程长者,加黄芪、黄精各 15 克;以上肢为多者,加桑枝、麦冬各 10 克;以胸背腹部为多者,加黑芝麻、白芍各 15 克;以下肢为多者,加降香、牛膝各 10 克;新发现者,加防风、沙苑子各 10 克;较泛发者,加灵芝、乌梢蛇各 10 克。

28. 白特灵汤(宋安吉)

组成:当归 10 克,川芎、桂枝、丹皮、防风、白蒺藜、生何首乌、女贞子、旱莲草、生地黄、枸杞子各 12 克,黄芪 15 克,白芷、肉桂、甘草各 10 克。

用法:水煎 3 遍,每日 1 剂,分 3 次服。

功效:祛风除湿,养血活血,通络消斑。

主治:白癜风。

方解:方中生何首乌、女贞子、旱莲草、当归滋补肝肾,益血填精;肉桂、黄芪、桂枝、川芎助肾阳,行气开郁,活血化瘀通络;白蒺藜、防风祛风除湿消斑;白芷、牡丹皮、生地黄、甘草,清热解毒。

加减:忧郁者加柴胡、郁金、合欢皮、远志,以疏肝解郁;湿重者加苍术、佩兰、地肤子以淡渗利湿。

29. 玉疗灵颗粒(王淑慧)

组成:沙苑子 30 克,熟地黄、制首乌、女贞子、旱莲草、丹参各 20 克,补骨脂、当归、白术、柴胡、香附各 15 克,黄芪、红花、防风、白芷各 10 克。

用法:制为颗粒剂,口服,每次 9 克,每日 3 次。

功效:调和气血,活血化瘀,补益肝肾,祛风散邪。

方解:方中当归、熟地黄、制首乌柔肝养血;补骨脂、旱莲草、女贞子益肾填精,白术、黄芪健脾益气,补后天之本以充气血生化之源;柴胡、香附、红花行气活血;防风、白芷祛风行血,调理气机。

30. 白癜风合剂 I 号(李云峰)

组成:桃仁、赤芍、川芎、补骨脂各 15 克,丹皮、当归、乌梢蛇各 10 克,丹参 30 克。

用法:水煎取汁,每日 1 剂,分早晚 2 次服。

功效:活血行气。

主治:白癜风。

方解:方以桃红四物汤为基础进行加减,桃仁、赤芍、丹参、川芎四药合用共奏行气活血化瘀之效;乌梢蛇祛风活络,以协助它药活血化瘀、通经活络,助桃仁等活血化瘀;当归补血、活血,与川芎为伍,能养血而行血中之气。

加减:皮损在头面者,加柴胡 6 克,升麻 8 克;胸部者,加瓜蒌皮 10 克,薤白 8 克;腹部者,加木香 5 克,乌药 10 克;上肢者,加桑枝 10 克,威灵仙 15 克,鸡血

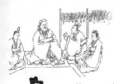

藤 15 克;下肢者,加独活 10 克,牛膝 15 克;泛发者,加姜黄 15 克。

31. 白癜风合剂 Ⅱ 号(邵英)

组成:女贞子、旱莲草、枸杞子、补骨脂各 15 克,丹参 30 克,川芎 10 克,甘草 6 克。

用法:水煎取汁,每日 1 剂,分早晚 2 次服。

功效:补肾活血。

主治:白癜风。

方解:方中女贞子、旱莲草补肝肾、养阴而不滋腻,枸杞子滋补肝肾,三药合用共奏补益肝肾之功;补骨脂辛温,偏于补肾助阳,少佐一益肾填精,有"阳中求阴"之意;加以丹参、川芎入血分而活血行气,使女贞子、旱莲草、枸杞子补而不腻。

加减:阴虚火旺加生地、桑葚;情绪抑郁加郁金、柴胡、合欢皮;虚烦不寐加远志、炒枣仁;病程日久加鸡血藤、三七、党参。

32. 补骨脂汤(马宽玉)

组成:补骨脂 15 克,白蒺藜 18 克,制首乌 15 克,女贞子、旱莲草、熟地黄各 15 克,红花 10 克,丹参 15 克,鸡血藤 15 克,姜黄 10 克,浮萍 15 克,乌梢蛇 10 克,当归、川芎各 10 克,甘草 6 克。儿童酌减。

用法:水煎取汁,每日 1 剂,分早晚 2 次服。3 个月为 1 疗程。亦可以此方配制成水丸内服。

功效:滋补肝肾,祛风活血。

主治:白癜风。

方解:方中补骨脂补肾填精,扶助肾阳;女贞子、旱莲草、熟地黄、制首乌滋补肝肾之阴,此四药其色为黑,取"以色治色法",黑生则白自消,另补阴药得补骨脂助阳,意在"阳中求阴",则化生无穷;白蒺藜、川芎疏肝行气;丹参、鸡血藤、当归、红花、姜黄养血活血,散瘀消斑;浮萍、乌梢蛇祛风通络,引诸药达表,以消斑;甘草补中调和诸药。

加减:皮损在头面部加羌活 10 克;上肢者加桑枝 10 克;躯干(胸腹)部加柴胡 10 克;下肢加川牛膝 15 克,独活 10 克;气虚者加黄芪 30 克。

33. 紫草白芷散(司在和)

组成:紫草、降香、草河车、白药子、白蔹、桃仁、红花各 150 克,苍术、龙胆草各 60 克,海螵蛸 75 克,甘草 10 克,白蒺藜、补骨脂各 2250 克,白芷 1000 克,乌蛇 150 克。

用法：上药共为极细末，水泛为丸，每次 6～9 克，每日 2 次，连续服用 3 个月为 1 疗程。

功效：益肾助阳，祛风活血，利湿解毒。

主治：白癜风。

方解：方中重用补骨脂补肾助阳以治本，用大剂量白芷、白蒺藜、乌蛇，意在祛风以治标，其中白芷、补骨脂均含有呋喃香豆素物质，可提高皮肤对紫外线的敏感性，促进黑素细胞代谢；紫草、桃仁、红花，活血化瘀，以清白斑；苍术、龙胆草、草河车、白药子、白蔹，清热利湿，以解毒；海螵蛸益肾填精，以助肾阳；甘草调和诸药。从而达到平衡肾之阴阳、助肾之本色外达。

加减：皮损发于面部者，加柴胡 6 克；头部者，加川芎 10 克；项背部者，加葛根 20 克；腰骶部者，加续断 10 克；泛发者，加威灵仙 15 克；进展期加五味子 8 克，乌梅 15 克。

34. 抗白癜丸（邝宁子）

组成：补骨脂、当归、地肤子、刺蒺藜、丹参、黄芪、制首乌、乌梅、赤芍、川芎、女贞子、五味子各 10 克。

用法：上药为末，水泛为丸，每次 6～9 克，每日 3 次，温开水送服。

功效：调和气血，荣肤祛白。

主治：白癜风。

方解：方中补骨脂补肾助阳，制首乌、女贞子补益肝肾之阴，阴阳并调，肾精自满，使肾色外显白斑亦消；当归、川芎、丹参调和气血；黄芪补中益气，培补后天；白蒺藜、地肤子活血祛风止痒；赤芍养血活血；乌梅、五味子生津以充阴血。

加减：发于头面部加升麻、白芷；发于胸腹部加姜黄、郁金；发于下肢加牛膝；肝肾阴虚者，加旱莲草、黑芝麻；血瘀明显者，加水蛭。

35. 白癜汤（龚一云）

组成：黄芪、煅自然铜各 30 克，豨莶草 20 克，当归、补骨脂、郁金、丹参各 12 克，防风、苍耳子各 9 克，羌活、甘草各 6 克。

用法：水煎取汁，每日 1 剂，分早晚 2 次服。儿童酌减，4 个月为 1 疗程。

功效：疏肝理气，祛风除湿，活血补血，补肾润肤。

主治：白癜风。

方解：方中补骨脂补肾助阳；豨莶草祛风通络，防风、羌活、苍耳子加强祛风

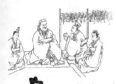
之力,亦可引药达表;自然铜活血化瘀,以其色治色,使白斑消散;郁金疏肝理气;当归、丹参活血养血;黄芪、甘草健脾益气。

加减:皮损在头面者,加白芷、升麻;胸部者,加瓜蒌皮、薤白;腹部者,加木香、乌药;上肢者,加桑枝、威灵仙、鸡血藤;下肢者,加木瓜、牛膝;泛发者,加姜黄。

36. 苏木着色汤(王秀珍)

组成:苏木 10 克,白蒺藜 15 克,何首乌 20 克,茺蔚子 10 克,蝉蜕 10 克,大枣 6 枚。

用法:水煎取汁,每日 1 剂,分早晚两次服,10 剂间隔 2~3 日。

功效:益肾消斑,活血祛风。

主治:白癜风。

方解:方中首乌补益肝肾;白蒺藜、蝉蜕祛风散邪;苏木、茺蔚、赤芍、丹参活血。

加减:肝肾虚加生地、熟地、枸杞子、黄精、黑芝麻;血瘀加丹参;湿热加茯苓、薏仁、黄芩。

37. 白癜灵(王玉英)

组成:黄芪 30 克,当归 20 克,赤芍、白鲜皮、旱莲草各 15 克、川芎、丹皮、防风、桂枝各 12 克,红花、生甘草、月季花、凌霄花各 l0 克。

用法:水煎取汁,每日 1 剂,分早晚两次服。

功效:补益肝肾,益气养血,活血祛瘀。

方解:方中旱莲草滋补肝肾;黄芪补气以行血消斑;当归养血活血;川芎、凌霄花行气活血,红花、月季、丹皮、赤芍、活血化瘀,瘀血去新血自生,白斑得消;防风、桂枝祛风通络,引诸药达表;白鲜皮祛风止痒;甘草补中调和诸药。

主治:白癜风。

加减:湿热蕴结者加苍术;白斑伴痒者加荆芥、蝉蜕、刺蒺藜;肝气郁结,情志不畅,睡眠不佳者加柴胡、郁金、夜交藤;皮损在颜面者,要重用红花、月季花、凌霄花、玫瑰花;舌苔黄腻,大便秘结者,加生大黄。

38. 当归饮子加减(谢文英)

组成:当归 15 克,生地黄、熟地黄各 12 克,白芍 9 克,川芎 9 克,制首乌、沙苑子各 30 克,黄芪 12 克,荆芥、防风各 6 克,浮萍、白芷各 9 克,甘草 3 克。

用法:水煎服,每日 1 剂,分早晚两次服。

功效：养血祛风。

主治：白癜风。

方解：方中重用当归、地黄、白芷、川芎、制首乌养血活血；沙苑子、荆芥、防风三药，具祛血中之风之效，加入白芷、浮萍以加强祛风之力；黄芪补气固表，与当归为伍，益气生血；甘草调和诸药。

加减：皮损在头面部加羌活 10 克，枳壳 10 克；上肢加桂枝 8 克，桑枝 10 克；躯干(胸腹)加青皮 10 克，独活 10 克；下肢加川牛膝 15 克，独活 10 克。

39. 除白散（周鸣岐）

组成：白芷、浮萍、威灵仙、苍术、刺蒺藜、旱莲草、制首乌、沙苑子各 30 克，丹参、紫草各 20 克，补骨脂 15 克。

用法：上药共为极细末，成人每次服 5 克，小儿酌减，每日 3 次，饭后半小时冲服。

功效：祛风利湿，活血化瘀，调补肝肾。

主治：白癜风。

方解：方中白芷芳香通窍，入肺经达皮肤；威灵仙性善走窜，通十二经而搜诸风，辛香发散，祛风燥湿；刺蒺藜祛风止痒；丹参活血养血，祛瘀生新；紫草凉血解毒；旱莲草、沙苑子、制首乌补肝肾，养阴血；补骨脂补肾助阳。

加减：腰膝酸软明显者，加仙灵脾、仙茅各 10 克；肝肾阴虚者，加女贞子、枸杞子各 15 克；气虚明显者，加党参 20 克，黄芪 30 克；情绪抑郁者，加郁金 15 克，香附 10 克。

40. 阿胶防风汤（邵权武）

组成：阿胶、熟地黄、当归各 600 克，胡麻仁 450 克，川芎、赤芍、苦参各 350 克，肉桂、威灵仙各 250 克，防风 300 克，制附片 150 克，薄荷 200 克。

用法：上药共为极细末制蜜丸（梧桐子大），每次 15 克，每日 3 次，饭前盐汤送下。

功效：滋阴养血，通络活血，利湿解毒。

主治：白癜风。

方解：方中阿胶、熟地黄、当归、胡麻仁滋阴养血；川芎、赤芍行气活血；肉桂、制附片温阳通络；威灵仙、苦参利湿解毒；防风、薄荷疏风解表。

加减：瘙痒明显者，加苍耳子 180 克，白鲜皮 150 克；面色不华、舌淡，重用阿胶、熟地黄、当归；舌有瘀斑或瘀点者加丹参 300 克，红花 150 克；兼肝气郁滞

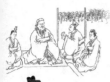

症者加柴胡、制香附各 300 克,郁金 350 克;皮损在腰以上者加羌活 300 克,桔梗 150 克;腰以下者加独活 300 克,川牛膝 180 克。

41. 四子四物白斑乌黑汤(郭念钧)

组成:沙苑子 15 克,女贞子 15 克,覆盆子 10 克,枸杞子 10 克,黑芝麻 15 克,白蒺藜 15 克,制首乌 15 克,当归 10 克,白芍 10 克,赤芍 10 克,川芎 10 克,生地黄 10 克,熟地黄 10 克。

用法:水煎服,每日 1 剂,每日 2 次,早晚分服。

功效:滋补肝肾,养血祛风。

主治:白癜风。

方解:方中制首乌、女贞子、枸杞子滋补肝肾,沙苑子、覆盆子补肾助阳;生熟地、当归、川芎、赤白芍养血和血,行气开郁;白蒺藜祛风行血,调达气机;黑芝麻滋阴养血。

加减:皮损在头面者,加羌活 8 克,桔梗 10 克;上肢者,加桑枝 10 克;在胸腹部者,加姜黄 10 克;下肢者加独活 10 克,川牛膝 15 克。

三、单验方

方一　浮萍方

组成:紫背浮萍(取大者,洗净,晒干)适量。

用法:研细末,炼蜜为丸,如弹子大,每服 1 丸,豆淋酒送下。

主治:白癜风。

方二　蒺藜方

组成:白蒺藜 600 克。

用法:研细末,水泛为丸,早晚各服 10 克,连服 2 个月。

方三　豨莶草方

组成:豨莶草不拘多少。

用法:用黄酒拌,九蒸九晒,研细末炼蜜为丸,每次 10 克,每日 2 次,空腹陈酒或开水送下。

方四　矾防方

组成:枯矾、防风适量。

用法:研为细面,以鲜黄瓜切片蘸药面擦患处。

方五　白果叶方

组成:鲜白果树叶适量。

用法:将上药微捣,擦患处,以患处皮肤轻微充血为宜。每日1次。

方六　无花果叶方

组成:无花果叶、白酒各适量。

用法:将果叶洗净,切细,用白酒浸泡7天。以此酒涂擦患处,每日3次。涂擦此酒后晒太阳30分钟。

方七　龙益枣方

组成:龙眼肉、益母草、大枣各12克。

用法:睡觉代茶饮。

主治:气血不足型之白癜风。

方八　沙苑子方

组成:炒沙苑子60克,猪肝60克。

用法:将沙苑子研细末,每次用熟猪肝60克蘸药粉6~9克吃下,每日2次。

方九　黄灵粉方

组成:火硝150克,枯矾150克,水银100克。

用法:将上药混匀,盛于瓷锅,用扣碗扣严封固,烧成黄粉,再加适量升华硫黄。春夏秋三季用醋润湿蘸药涂擦患处20分钟,每天2次。

方十　苍耳膏方

组成:苍耳(鲜者,连根带叶,洗净)2500克。

用法:切碎,入大口锅内煮烂,取汁,绢滤过,再熬成膏,瓷罐盛之。用时以桑木匙一匙,黄酒送服。服后有风处,必出小疮如豆粒大,此风毒出口,破出汁即尽愈。

主治:风血相搏之白癜风。

方十一　补骨脂方

组成:补骨脂。

用法:内服,煎汤5~9克,或入丸、散。外用,研末搽或酒浸搽。

主治:肝肾不足型白癜风。

宜忌:阴虚火旺者忌服。

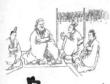

方十二　白芷方

组成：白芷。

用法：内服，煎汤 3～6 克。或入丸、散。外用，研末或调敷。

方十三　麝香方

组成：麝香。

用法：内服，入丸、散。外用，调敷或入膏药中敷贴。

主治：寒凝血瘀型白癜风。

宜忌：孕妇忌用。

四、中成药

1. 中药祛白片

组成：党参、黄芪、白术、茯苓、紫草、刺蒺藜、制首乌、苍术、麦冬、墨旱莲、丹参、桃仁、红花、补骨脂、自然铜、甘草。

功效：疏肝理气，活血祛风。

主治：各型白癜风，主要表现为皮损呈白色或乳白色斑点或斑片，逐渐扩大，边界清楚，周边色素常见增加，患处毛发也可变白。皮损后天发生，可发于任何年龄、任何部位，可对称或单侧分布，甚至沿神经走行呈带状分布。泛发全身者，仅存少许正常皮肤。患处皮肤光滑，无脱屑、萎缩等变化，有的皮损中心可出现色素岛屿状褐色斑点。

用法：每日口服 3 次，每次 6 片，温开水送服。

2. 白驳丸

组成：鸡血藤、首乌藤、当归、赤芍、红花、防风、黑豆皮各 30 克，白蒺藜 60 克，陈皮、补骨脂各 15 克。

功效：养血活血，祛风通络。

主治：气血不和型白癜风。

用法：口服，每次 6 克，每日 2 次，温开水送服。

3. 复方秦艽丸

组成：秦艽、苦参、黄芪、黄连、大黄、防风、漏芦、乌梢蛇。

功效：祛风止痒，调和气血。

主治：气血不和型白癜风。

用法：口服，每次 4.5～9 克，每日 2 次，温开水送服。

4. 六味地黄丸

组成:熟地黄、制山茱萸、山药、茯苓、牡丹皮、泽泻。

功效:滋补肝肾。

主治:肝肾阴虚型白癜风。

用法:口服,每次 8 丸(浓缩丸),每日 3 次,温开水送服。

5. 乌鸡白凤丸

组成:人参、鹿角胶、白芍、牡蛎、当归、甘草、鹿角霜、鳖甲、香附、丹参、天冬、桑螵蛸、熟地黄、乌鸡、川芎、生地黄、炙黄芪、炒芡实、银柴胡、山药。

功效:补气养血,补益肝肾。

主治:肝肾不足型白癜风。

用法:口服,每次 1 丸(每丸 9 克),每日 2 次,温开水送服。

6. 血府逐瘀丸

组成:柴胡、当归、熟地黄、川芎、赤芍、红花、桃仁、桔梗、枳壳、牛膝、甘草。

功效:活血祛瘀,行气止痛。

主治:瘀血阻络型白癜风。

用法:口服,每次 1~2 丸,每日 2 次,空腹用红糖水送服。

7. 大黄䗪虫丸

组成:䗪虫、干漆、生地黄各30克,水蛭、虻虫、杏仁、黄芩、桃仁、蛴螬各60克,大黄75克,甘草90克,赤芍120克。

功效:祛瘀生新。

主治:瘀血日久,阻滞脉络型白癜风。

用法:口服,每次 1 丸,每日 2 次,温开水送服。

8. 逍遥散

组成:柴胡、当归、白芍、茯苓、炒白术、薄荷、生姜、炙甘草。

功效:疏肝解郁,健脾和营。

主治:肝郁气滞型白癜风。

用法:口服,每次 6~9 克,每日 2 次,温开水送服。

9. 白蒺藜冲剂

组成:白蒺藜 500 克。

功效:平肝解郁,养血祛风。

主治:气血不和,肝郁气滞型白癜风。

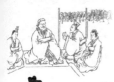

用法:口服,每次半袋(儿童酌量),每日 2 次,温开水送服。

10. 紫铜消白方

组成:紫铜、铁锈、紫草、丹参、郁金、红花、鸡血藤、大枣、浮萍、桃仁、紫苏、紫河车、刺蒺藜、豨莶草。

功效:宣通心肺,调和气血。

主治:肝肾不足型白癜风。

用法:口服,每次 10 克,每日 3 次,温开水送服。

11. 白癜风丸

组成:白蒺藜、补骨脂、黄芪、红花、川芎、当归、香附、龙胆草、干姜、硫酸铜等。

功效:通络活血,解毒利湿,祛风止痒,补气祛斑。

主治:气血不和型白癜风。

用法:口服,每次 6 丸,每日 2 次或遵守医嘱,温开水送服。

12. 白灵片

组成:当归、三七、红花、牡丹皮、桃仁、防风、苍术、白芷、马齿苋、赤芍、黄芪。

功效:活血祛瘀,养血祛风(增加光敏作用)。

主治:气血不和型白癜风。

用法:口服,每次 4 片,每日 3 次,温开水送服。

13. 白癜风胶囊

组成:补骨脂、黄芪、红花、川芎、当归、香附、桃仁、丹参、乌梢蛇、紫草、白鲜皮、山药、干姜、龙胆草、白蒺藜。

功效:益气行滞,活血消斑,利湿解毒,祛风止痒。

主治:气血不和,瘀血阻滞型白癜风。

用法:口服,每次 3~4 粒,每日 2 次,温开水送服。

14. 白蚀丸

组成:红花、灵芝、制首乌、补骨脂、丹参、刺蒺藜、甘草、紫草、苍术、龙胆草。

功效:补益肝肾,活血祛瘀,养血祛风。

主治:肝肾不足,气虚血瘀型白癜风。

用法:口服,每次 10 粒(儿童酌量),每日 3 次,温开水送服。

15. 丹七片

组成：丹参、三七。

功效：活血化瘀。

主治：瘀血阻络型白癜风。

用法：口服，每次 3～5 片，每日 3 次，温开水送服。

16. 如意黑白散

组成：旱莲草 100 克，白芷、制首乌、沙苑子、白蒺藜各 60 克，紫草 45 克，重楼、丹参、苦参各 30 克，苍术 24 克。

功效：活血祛风，补益肝肾。

主治：肝肾不足型白癜风。

用法：口服，每次 6 克，每日 3 次，温开水送服。

外 治

一、外搽

1. 复方补骨脂酊

组成：补骨脂 200 克，骨碎补 100 克，黑芝麻 50 克，石榴皮 50 克，白芷 50 克，菟丝子 50 克，75％酒精 1000 毫升。

制法：将以上中药碾碎，75％酒精 1000 毫升中浸泡 7 天，去渣，装玻璃器具中密封备用。

用法：外搽皮损处，每日 2～3 次，外搽后在阳光下照射 10～20 分钟，30 天为 1 疗程。

2. 何首乌酊

组成：何首乌 30 克，女贞子 20 克，生黄芪 20 克，白蒺藜 20 克，补骨脂 20 克，白芷 20 克，红花 10 克，细辛 10 克。

制法：将以上诸药研细，浸泡于 75％乙醇 500 毫升中，1 周后过滤，取其浸出液外用。

用法：使用时用消毒棉签蘸取药液，在皮损处边搽边按摩，持续 3 分钟，然后进行适当日晒或用长波紫外线照射，每日 2 次。

3. 自制脂芷酊

组成：补骨脂 100 克，白芷 20 克，红花 20 克，当归 20 克，50％乙醇 500 毫升。

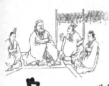

制法：取上述药物加50%乙醇500毫升密封，浸泡7天，过滤即可得。

用法：每天15～16时，在户外朝太阳外搽患处。夏、秋季，儿童晒3～5分钟，成人晒5～10分钟；冬、春季，儿童晒5～10分钟，成人晒10～15分钟，10天为1疗程。

4. 白癜酊

组成：熟地黄60克，当归、制首乌、川芎、补骨脂、白蒺藜、苍耳子、生甘草各30克，旱莲草80克，桂枝、红花、洋金花粉各20克，干姜15克，黄芪50克，55%白酒2500毫升。

制法：上述药物加55%白酒，浸泡7天，过滤即可得。

用法：使用时用消毒棉签蘸取药液外搽皮损处，每日3～5次，令白斑皮色发红。同时内服乌须黑发丸。1个月为一疗程。

功效：祛斑增白。

适应证：白癜风肝郁气滞型，症见皮损颜色变白，或斑或点，形状不一，无痛痒。可发生在身体各处，以四肢、头面多见。

5. 红花栀子酊

组成：红花6克，栀子10克。

制法：将红花、栀子用75%酒精浸泡2周，过滤后药渣再浸泡2周过滤，2次滤液混合保存。

用法：外涂皮损区，2次/天，涂搽后日晒5分钟，三个月为一疗程。

功效：活血化瘀，清热凉血。

6. 消风酊

组成：黄芪、当归、白芍、桂枝、补骨脂、白蒺藜、制首乌、五味子、乌梅、女贞子、五倍子各100克，红花50克，55%白酒3000毫升。

制法：上药共研粗末，入白酒中浸泡2周，滤渣后装入瓶中。每95毫升药液中加入甘油5毫升，用前摇匀。

用法：使用时用消毒棉签蘸取药液外搽皮损处，每日4～6次。3个月为一疗程，连续治疗2～3个疗程。

功效：养血润肤，活血祛风，增色消斑。

7. 密陀硫黄酊

组成：密陀僧、补骨脂、生姜各40克，硫黄、雄黄各10克，斑蝥3只，氧化氨基汞（白降汞）5克。

制法：先将密陀僧、补骨脂、生姜、斑蝥研面，用75%乙醇400毫升装瓶内浸泡1周后用2～3层纱布过滤，取滤液煮沸浓缩至原液量的1/3，将雄黄、硫黄、氧化氨基汞研面后放入，搅匀备用。

用法：使用时用消毒棉签蘸取药液外搽皮损处，每日3～5次，每次涂药后在太阳下晒15～30分钟，10天为一疗程。

8. 乌梅酊

组成：乌梅100g，75%乙醇1000毫升。

制法：取乌梅放入75%乙醇1000毫升中浸泡10天，过滤后备用。

用法：使用时用消毒棉签蘸取药液外搽皮损处，每天两次，并用手指稍加按摩。

9. 祛白酊

组成：补骨脂150克，栀子、乌梅各75克，菟丝子50克，70%乙醇适量。

制法：取上药研成粗粉，加70%乙醇适量，两天搅拌1次，浸泡1周，倾出上清液，再加70%乙醇适量依上法再浸泡1周，倾出上清液，压榨残渣，合并倾出液静置后用纱布过滤；另取氢化可的松加二甲基亚砜溶解，加氮酮混合，缓缓加入上述过滤液中，再加入甘油并添加70%乙醇至适量，分装即得。

用法：用时局部清洗后外涂上药2～3次，4个月为一疗程。

10. 消白灵酊

组成：红花、白蒺藜、补骨脂、菟丝子各40克，川乌、草乌、蝉蜕、雄黄、蛇蜕各5克，当归、乌梅各30克，轻粉4.5克，75%乙醇或55%白酒500毫升。

制法：上药研成粗粉，加75%乙醇或55%白酒500毫升，密封于容器中浸泡7天，用药前将药液摇匀即可。

用法：使用时用消毒棉签蘸取药液外搽皮损处，约10分钟，紫外光或日光照射10分钟，每天2～3次。

11. 白灵酊

组成：当归尾、红花、夹竹桃(叶)、苏木、没药、白芷、白矾、马齿苋、乙醇等。

制法：取上述适量药物加75%乙醇，浸泡7天，过滤即可得。

用法：使用时用消毒棉签蘸取药液外搽皮损处，每日2～3次，涂搽后再在阳光下活动10～20分钟，30天为1疗程，连续3～5个疗程。

12. 白斑酊

组成：马齿苋、白蒺藜、白芥子、白芷等。

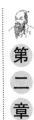

制法:取上述适量药物加 75% 乙醇,浸泡 7 天,过滤即可得。

用法:使用时用消毒棉签蘸取药液外搽皮损处,每日 2～3 次,涂搽后再在阳光下活动 10～20 分钟,30 天为 1 疗程,连续 3～5 个疗程。

13.维阿露(复方卡力孜然酊)

组成:驱虫斑鸠菊、补骨脂、防风、蛇床子、制首乌、当归、乌梅、丁香、白鲜皮、白芥子。

制法:取上述适量药物加 75% 乙醇,浸泡 7 天,过滤即可得。

用法:将患处揉搓后涂抹,每日 3～4 次,涂药后继续轻轻揉搓至白斑发红为止。涂药 30 分钟后应日光或长波紫外线照射,每日 1～2 次,照射时间开始为 1～5 分钟,以后每次增加 1 至数分钟,每次照射时间以白斑发红为度。3 个月为 1 个疗程。

14.当归乌梅酊

组成:乌梅 30 克,当归 30 克,75% 酒精 150 毫升。

制法:上二味药浸泡于 75% 酒精 150 毫升,2 周后过滤去渣,即得。

用法:用时以棉签蘸药液涂搽患处,每日 3～4 次,2 个月为 1 个疗程,连续用 2～3 疗程。

15.斑蝥酊液

组成:斑蝥 50 克,95% 乙醇 1000 毫升。

制法:将斑蝥溶于乙醇中,浸泡 2 周,备用。

用法:用棉签蘸取斑蝥酊液涂于白斑处,每日 2～3 次,发疱后停止涂药。水疱发起 1 天后,用消毒针刺破,放出液体,自然干涸。水疱过大自行溃破,可外涂烧伤类软膏,疱痂脱落或糜烂面愈合后,视色素沉着情况进行第 2 次涂药,发疱 3 次为 1 个疗程,2 周后可行第 2 个疗程,观察 3 个疗程。

16.复方敏白灵搽剂

组成:敏白灵 1 克,苯海拉明 10 克,氯霉素 10 克,沙参 30 克,补骨脂 50 克,菟丝子 10 克,独活 30 克,栀子 20 克,自然铜 1 克,白蒺藜 30 克。

制法:将上述中药材洗净切碎,浸泡于 75% 乙醇中,经渗滤法,得浸出液 1000 毫升,再依次加入敏白灵、苯海拉明、氯霉素,搅拌溶解,滤过即得。

用法:使用时用消毒棉签蘸取药液外搽皮损处,然后进行适当日晒,每日 2～3 次。

17. 复方补氟万搽剂

组成:补骨脂 30 克,白芷 20 克,紫草 15 克,95％乙醇 100 毫升。

制法:取上药加入 95％乙醇 100 毫升中密封浸泡 1 周过滤,滤液约 60 毫升,与地塞米松 20 毫克,吲哚美辛(消炎痛)250 毫克混合后加二甲基亚砜 40 毫升。

用法:使用时用消毒棉签蘸取药液外搽皮损处,每日 2～3 次,3 个月为 1 个疗程。

18. 白斑搽剂

组成:补骨脂 900 克,乌梅、刺蒺藜、防风各 600 克,白芷、独活各 300 克,丹参、红花各 200 克,氮酮 500 毫升,甘油 500 克,80％乙醇。

制法:取上药共研粗末,加入 80 乙醇中浸泡 2 周,滤渣后装入瓶中。每 95 毫升药液中加入甘油 5 毫升,用前摇匀。

用法:外涂皮损处,稍用力涂搽并接受光照,每日 2 次,1 个月为 1 疗程,连用 3 个月。

19. 消斑散

组成:密陀僧、樟脑、硫黄、煅硼砂、枯矾、轻粉各 15 克,冰片 3 克。

制法:取上药研末即得。

用法:使用时以生姜切片蘸药粉稍用力涂搽患处,每日 1～2 次,连用两周以后,每隔 2 天外用 1 次,连用 10 天即可。

20. 雄黄祛白散

组成:雄黄 3.5 克,密陀僧 10 克,白芷 6 克,白附子 6 克。

制法:以上药味共研细末备用。

用法:使用时用鲜黄瓜切片蘸药粉涂搽白斑,擦至白斑处微微发红为宜,每天 2～3 次,每次 10～15 分钟。

21. 白癜霜

组成:刺蒺藜、制首乌各 30 克,补骨脂、白芷、无花果叶各 15 克,生甘草 15 克,无水乙醇 500 毫升。

制法:将上药混合加入无水乙醇 500 毫升,浸泡 2 周后滤过液并浓缩至 50 毫升,以甘油、硬脂酸、氢氧化钠、月桂氮酮、水为基质,将浓缩液制成霜剂,装盒冰箱储存。

用法:涂药至皮损处,继续轻轻揉搓至白斑发红为止,每周 3～4 次。

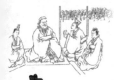

22. 白癜风膏

组成:补骨脂、皂荚、白芷、桃仁、红花各 10 克,白矾、细辛各 5g,密陀僧 3 克。

制法:将上药为极细粉末,过筛备用,将少许药粉拌入尤卓尔软膏中或用植物油调成糊状。

用法:外涂皮损处,每日 2 次。

功效:活血化瘀,通窍消斑。

23. 制斑醋剂

组成:细辛、独活、白芷各 6 克。

制法:将以上药物研为细末,用食醋适量浸泡,翌日即可得。

用法:每次搽药前将药液震荡摇匀,用棉签蘸取药液涂抹患处,搽药期间尽量进行日晒,每日外搽 2～3 次。

二、外洗

1. 疏肝养血消斑汤

组成:柴胡、陈皮、制半夏各 10 克,郁金、佛手、丹参、补骨脂、当归、菟丝子各 15 克,女贞子、旱莲草、黑芝麻、制首乌、狗脊各 20 克,三七 6 克,蜈蚣 2 条,乌梅 5 克,甘草 10 克。

用法:水煎外洗,每日 2～3 次,每次 20 分钟。

功效:疏肝理气,祛痰化瘀,养血消斑。

主治:肝郁气滞、痰瘀互结型白癜风。丘疹,乳白色,皮损区内毛发变白,急躁易怒,胁肋胀痛;舌质暗,苔白腻,脉弦细。

加减:口干加天花粉 15 克,天冬、麦冬各 10 克;腹胀加厚朴、枳壳、木香、砂仁各 10 克;脾虚加白术 10 克,茯苓 15 克;便秘加决明子、火麻仁各 10 克;头晕心悸加天冬 10 克,葛根、炒枣仁各 20 克,生龙骨 30 克;夹湿加车前子、泽泻各 20 克。

2. 散寒养血消斑汤

组成:羌活、桂枝、细辛、防风、当归、制首乌、鸡血藤各 10 克,黑芝麻、补骨脂、白僵蚕、菟丝子、狗脊各 20 克。

用法:水煎温敷患处及足浴,每日 2 次,每次 30 分钟。

功效:疏风散寒,调和营卫,补肾消斑。

主治:风寒袭表、气血失和型白癜风。白斑斑内毛发变白,畏寒肢冷;舌质淡,苔薄白,脉浮缓。

　　加减:夹湿加泽泻 20 克,砂仁 10 克;夹痰加陈皮 15 克,制半夏 5 克;血瘀加桃仁、红花各 5 克,脾虚加白术 10 克,茯苓 15 克;肝郁加郁金、佛手各 10 克;腹胀加厚朴 10 克,枳壳 10 克,木香 10 克。

　　3.滋阴养血消斑汤

　　组成:山药、山茱萸、熟地黄、玄参、知母、当归、炒酸枣仁、制首乌、刺蒺藜各 20 克,补骨脂、桑葚、黑芝麻、葛根各 30 克,甘草 10 克。

　　用法:水煎外洗及足浴,每日 2 次,每次 30 分钟。

　　功效:滋阴降火,养血祛风,补肾消斑。

　　主治:肝肾不足、心火偏亢型白癜风。白斑边界清楚,无痛痒,头晕耳鸣,心悸失眠,腰膝酸软,五心烦热。舌尖赤,少苔,脉细数。

　　加减:腹胀加厚朴、枳壳、木香各 10 克;肝郁加佛手 10 克;脾虚加白术 10 克,茯苓 15 克;气虚加黄芪 10 克,西洋参 5 克;盗汗加五味子 10 克,浮小麦 15 克;腹泻加薏苡仁、芡实各 20 克,砂仁、五倍子各 10 克。

　　4.清热除湿消斑汤

　　组成:车前子、泽泻、薏苡仁、茯苓、白术、苦参、补骨脂、黑芝麻、当归、川芎、制首乌各 30 克,炙甘草 10 克。

　　用法:水煎外洗患处及足浴,每日 2 次,每次 30 分钟。

　　功效:清热除湿,调和气血,消斑。

　　主治:湿热内蕴、气血失和型白癜风。白斑皮损区毛发变白,肢体困倦,头重,纳呆。舌质淡红,苔白腻,脉滑数。

　　加减:夹毒加蒲公英 15 克,白花蛇舌草、金银花各 10 克;加痰加陈皮 15 克,猫爪草 10 克;夹瘀加三七、桃仁、红花各 5 克;肝郁加柴胡 5 克,郁金 10 克,佛手 15 克。

针 灸

一、针刺法

　　方一

　　取穴:血海、三阴交、足三里、风池。

　　主治:气血不和型白癜风。

第二章　医方

073

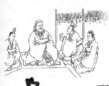
配穴:合谷、中脘。

操作:取上穴施平补平泻法,针得气后留针 30 分钟,1 天/次。

方二

取穴:肝俞、肾俞、命门、太冲、太溪、三阴交。

主治:肝肾不足型白癜风。

操作:取上穴施补法,针得气后留针 30 分钟,1 天/次。

方三

取穴:三阴交、血海、行间、风市、膈俞。

主治:瘀血阻滞型白癜风。

操作:取上穴施泻法,针得气后留针 15～30 分钟,1～2 天/次。

方四

取穴:阿是穴。

配穴:孔最、足三里、三阴交。

操作:在皮损处施以豪针,根据皮损表现施以补泻手法。

二、灸法

1. 药灸疗法

取穴:侠下穴(肱二头肌外侧缘中 1/3 与下 1/3 交界稍上方凹陷中),癜风穴(中指末节鱼腹下缘正中指间关节横纹稍上方凹陷中)。

方法:先用三棱针点刺出血,然后单侧癜风穴灸 3 壮,1 天/次,但不要发疱(注:灸药处方:五倍子、桑叶、威灵仙、当归、川芎、白豆蔻仁各 10 克,石菖蒲、白芥子各 30 克,全蝎 10 克,共研细末备用)。

2. 艾灸疗法

取穴:阿是穴(患处局部)。

方法:用艾条于患处局部施温和灸,以灸白斑转为正常肤色或高度充血为度,每日施灸 1 次,每次 10～30 分钟。

三、耳针法

主穴:交感、内分泌、神门、肺。

配穴:肾上腺、枕、膈、脑点。

方法:每次选常用穴各备用穴各 2～3 个,埋入消毒耳针,胶布固定。嘱患者每日按压2～3次。或用王不留行籽置于0.7厘米×0.7厘米小方块胶布贴敷耳穴。

四、刺络拔罐法

方法一

取穴:皮损中心。

方法:局部常规消毒,用三棱针在皮损中心点刺,呈梅花点状再以火罐拔出污血。每周1～2次。本法适用于瘀血阻络型白癜风。

方法二

取穴:阿是穴。

方法:局部常规消毒,用三棱针在皮损中心点刺,呈梅花点状再以火罐拔出污血。

五、穴位埋线法

(1)埋线方法:首先选好穴位,并做好记号,常规消毒,在距穴位5厘米处进针,注射2%利多卡因,先做皮丘直径2厘米,然后边注射边进针,每穴只注1.5～2毫升。再用酒精消毒穴位,将0号线(4厘米)的中心置于皮丘上,将陆氏埋线针缺口向下压线,以15～20度角向穴位进针,将线头全部植入皮内再进针1～2厘米,直达所标记穴位,缓慢退出埋线针,确认线头无外露,便可用酒精棉球覆盖针孔,用胶布固定1～2日,每2个月埋线1次,2次为1疗程。

(2)埋线疗法取穴:取膈俞、三阴交、脾俞、胃俞、肾俞,以调和气血,协调阴阳;取肺俞、曲池、外关,以祛除风邪;取阳陵泉、太冲、太溪,以疏肝理气。

六、七星针疗法

七星针又名皮肤针、梅花针,常用于治疗白癜风。具体方法:常规消毒后,取皮损处,采用从外到内,以同心圆方式,轻巧扣刺,以不出血或少许渗出为度,每天1次。用完后将针体浸泡于75%酒精中。

气 功

气功疗法是一种通过调身、调息、调心三者结合的,以内练为主的自我身心锻炼功法。通过气功锻炼,可以培养、增强人体之气,充实脏腑之气,活跃经络

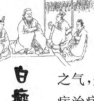

之气,并提高它们的调节功能,从而改善身体素质,发挥人体功能潜力,达到防病治病、保健、延年益寿等目的。

常用气功有以下几种。

一、放松功

姿势采用靠坐或仰卧式,头部自然正直,轻闭双目或面目微露一线之光,轻轻合上嘴,最好微带笑意。靠坐式时两手轻放大腿上,两足自然分开,不要耸肩挺胸,仰卧式时则四肢自然伸直,两手分放身旁,摆好姿势后,做叩齿,搅海咽津,磨腹三节保健功后,将身体分成两侧、前面、后面三条线,自上而下依次放松。

二、强壮功

姿势自然盘坐、单盘坐、双盘坐、站式及自由式,而呼吸有静呼吸法(自然呼吸法)、深呼吸法(深长的混合呼吸法)、逆呼吸法。姿势与呼吸不要求采用固定的方法,完全根据自己所处境地进行练功。人们在工作疲劳或精神高度集中之后,不拘泥任何姿势,进行调整呼吸和意守丹田。强壮功意守部位有下丹田气海、中丹田膻中、上丹田印堂3处,但以意守下丹田为多。即所谓"行、住、坐、卧不离这个(指丹田)",以达到全身放松,解除疲劳,提高机体免疫力的防病治病的目的。

三、保健功

保健功也称自我按摩法或床上八段锦,此法对头、颈、躯干、四肢都有适度的自我按摩和全身各部的屈伸旋转,动作缓和柔韧、男女老少皆宜,如能持之以恒,定能收效,操作中要掌握用力由轻至重,活动幅度由小到大的原则,以练后觉得舒适轻快为度。

食疗药膳

一、白癜风患者适宜食物及功效

(一)蔬菜、花茶类

1.墨菜(墨旱莲)

性味:甘,酸,凉。

功效:补血,止血,清热解毒,滋阴补肝肾。

用法:15～30克,水煎,熬膏,内服。

宜忌:脾胃虚寒者忌服。

2. 马齿苋

性味:酸,寒,无毒。

功效:清热解毒,凉血消肿。

用法:10～15克,水煎,内服或捣汁饮。

宜忌:脾胃虚寒忌服,不得与鳖甲同煎。

3. 茵陈蒿

性味:苦,平,微寒,无毒。

功效:清热,利湿。

用法:10～15克,洗净,切碎,捣烂取汁。每服一杯酒,水煎代茶饮。

4. 黑木耳

性味:甘,平,无毒。

功效:凉血,止血。

用法:10～30克,清水浸泡一夜,于饭锅上蒸1～2小时,加入适量冰糖服。

宜忌:大便稀溏者不宜服。

5. 珊瑚菜

性味:甘,微苦,微寒,无毒。

功效:养阴清肺,祛痰止咳。

用法:开水冲泡代茶饮服,或水煎服。

宜忌:风寒作痰及肺胃虚寒者忌服,恶防己,叛藜芦。

6. 胡萝卜

性味:甘,微温,无毒。

功效:健脾,消食,化滞。

用法:水煎代茶饮、煮、炒食。

7. 槐花

性味:苦,微寒,无毒。

功效:清热凉血,止血。

用法:水煎代茶饮、研末、炒食。

宜忌:脾胃虚寒者慎服。

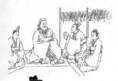

8. 玫瑰花(赤蔷薇)

性味:甘,微苦,气香性温。

功效:利气,行血,散瘀止痛。

用法:水煎加入红糖,黄酒适量服。

9. 莲藕

性味:甘,平,涩,无毒。

功效:清热凉血,止血。

用法:生食,绞汁,煮熟,炒菜。

宜忌:脾胃虚寒者慎用。

10. 苦瓜

性味:寒,苦,无毒。

功效:祛暑涤热,解毒。

用法:水煎,绞汁,炒食。

宜忌:脾胃虚寒者忌服。

(二)豆类

1. 黑豆

性味:甘,平,无毒。

功效:健脾利湿,补肾益阴,解毒。

用法:煎汤,浸酒,研末,煮食。

2. 绿豆

性味:甘,寒,无毒。

功效:清热解毒,利水消肿。

用法:煎汤,研末,煮食。

3. 豇豆

性味:甘,平,无毒。

功效:利小便,止泻痢,调营卫,益中气,消痈肿,解乳石毒。

用法:煮熟放凉,嫩豇豆捣烂榨汁服。

4. 蚕豆

性味:甘,微辛,平,无毒。

功效:健脾利湿。

用法:煮食,煎汤,研末。

宜忌:过食可引起腹胀,极少数人(男性儿童)食入后可发生急性溶血性贫血。

5. 黄豆

性味:甘、咸,寒、平,无毒。

功效:益气宽中,利水消肿。

用法:煮、炖,或制成豆制品。

(三)五谷类

1. 黑米(乌米)

性味:甘,平,无毒。

功效:健脾暖肝,益气开胃,明目活血,益肾填精。

用法:煮粥,或制成点心、汤圆、面包等。

2. 小米(谷子,粟米)

性味:寒,甘,咸,无毒。

功效:益气和中,补肾,除湿,解毒。

用法:煮粥,或制作糕点、酿酒等。

3. 玉米(包谷)

性味:甘,平,无毒。

功效:健脾和中,利小便。

用法:制成食品或提取油,嫩玉米可煮食。

4. 大米

性味:甘,平,无毒。

功效:补气健脾,除烦渴,止泻痢。

用法:煮粥,米饭,米糕等。

5. 红米

性味:甘,温,无毒。

功效:健脾消食,活血化瘀。

用法:煮粥,汤羹。

6. 小麦

性味:甘,平,无毒。

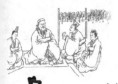
功效:养心,健脾,益肾,除热,止渴。

用法:多以面粉做各种食品,如馒头、饼、饺子等。

(四)肉类及动物内脏

1. 黑鱼

性味:甘,寒,无毒。

功效:健脾益胃,利水消肿。

用法:水煮,油炸,蒸食。

2. 猪肉

性味:甘,平,无毒。

功效:利血脉,润肌肤。

用法:水煮,蒸,炒食等。

3. 动物内脏

动物内脏中富含各种蛋白质,微量元素尤以铁、锌、铜、铬等为主,针对微量元素缺乏者有一定的疗效。一般采用卤、炒、蒸、熘、炸等多种治法。

(五)药用食物类

1. 黑芝麻

性味:甘,平,无毒。

功效:补肝肾,乌须发,润肠,和血。

用法:煎水,煮食,研末,炒食。

2. 何首乌

性味:苦,涩,微温,无毒。

功效:补精髓,益气血,乌须发,润肠,消痈肿。

用法:水煎代茶饮,浸酒适量饮。

宜忌:大便溏泄及痰湿体质者不宜。

3. 桑葚

性味:甘,寒,酸,无毒。

功效:滋阴补血,生津润肠。

用法:水煎代茶饮,或鲜食、榨汁服。

4. 胡桃肉

性味：甘，温，涩，无毒。

功效：补肾益精，温肺定喘，润肠通便。

用法：生食，炒食，也可榨油、配制糕点等。

5. 枸杞子

性味：甘，平，微苦，无毒。

功效：滋补肝肾，益精明目。

用法：煎糖代茶饮，浸酒适量服，煮熟食。

6. 山茱萸

性味：酸，微温，无毒。

功效：补肝肾，涩精气，固虚脱。

用法：水煎服。

宜忌：凡命门火炽，阳强不萎，素有湿热，小便淋涩者忌服。

7. 五味子

性味：酸，温，无毒。

功效：收敛固涩，益气生津，补肾宁心。

用法：水煎代茶饮，浸酒适量服。

宜忌：凡表邪未解，内有实热，咳嗽初起，麻疹初起，忌服。

8. 薏苡仁

性味：甘，微寒，无毒。

功效：利水渗湿，健脾止泻，除湿痹，解毒散结。

用法：水煮、煮熟，或研末服等。

9. 明党参

性味：甘淡，微寒，无毒。

功效：健脾益肺，养血生津。

用法：浸酒适量饮服，蒸熟食，水煎代茶饮。

10. 大枣

性味：甘，平，无毒。

功效：补脾和胃，益气生津，调营卫，解药毒。

用法：水煮，煮熟食，生食等。

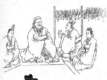

二、白癜风患者常用食物的配制

(一)代茶品

黑豆汁:黑豆适量,水煎代茶饮。用于各型白癜风。

胡麻汁:胡麻适量,水煎代茶饮。用于各型白癜风。

五加皮汁:五加皮适量,水煎代茶饮。用于各型白癜风。

枸杞汁:枸杞适量,水煎,或开水冲泡代茶饮。用于各型白癜风。

地黄汁:熟地黄适量,水煎代茶饮。用于各型白癜风。

心脾双补汤:龙眼肉、莲子、大枣各15克,水煎代茶饮。用于气血不足型白癜风。

龙芝汁:龙眼肉、黑芝麻各适量,水煎代茶饮。用于气血不和型白癜风。

佛手玫瑰茶:佛手5克,玫瑰花10克,以沸水冲泡代茶饮。用于肝气郁滞型白癜风。

金玫饮:郁金10克,加水煎汤,后入玫瑰花6克,水一沸即可,加红糖适量,代茶饮。用于瘀血阻络型白癜风。

(二)汤类

1. 黄芪黑豆汤

原料:黄芪(布包)30克,黑豆100克。

做法:加水适量,煮至豆烂,加食盐少许调味,食豆饮汤。

适应证:气血不足证之白癜风。

2. 香蔻二豆汤

原料:扁豆50克,赤小豆100克,鲜藿香叶6克,白豆蔻3克。

做法:加水煮汤,待豆熟后加鲜藿香叶、白豆蔻,煮两沸,去藿香、白豆蔻,加食盐调味食豆饮汤。

适应证:湿热蕴阻证之白癜风。

3. 莲子六一汤

原料:莲子(带心)60克,生甘草10克。

做法:加水适量,小火煎煮至莲子软熟时,加冰糖少许,吃莲子饮汤。

适应证:湿热下注证之白癜风。

4. 月季花汤

原料:月季花 15 克,红糖。

做法:加水适量,红糖适量,煎汤,顿服。

适应证:气滞血瘀证之白癜风。

5. 苡仁二豆汤

原料:薏苡仁、绿豆、赤小豆各 100 克,生甘草 20 克。

做法:加水煮极熟,调入盐,食豆饮汤。

适应证:进展期之白癜风。

(三)药粥类

1. 火麻仁粥

做法:火麻仁炒,去壳研末入粥,或加皂角子炒熟同研。

适应证:各型白癜风。

2. 芝麻粥

做法:黑芝麻炒,研极细入粥。

适应证:各型白癜风。

3. 赤小豆粥

做法:用赤小豆先煮烂,捞去豆,然后加入米煮食,赤小豆与米比例为(3~2):1。

适应证:各型白癜风。

4. 黄精粥

做法:黄精 30 克,煎汤取汁,入粳米 60 克,煮粥,粥成后加入白糖适量即可。

适应证:气阴耗伤证之白癜风。

5. 桃仁粥

做法:桃仁(去皮尖)10 克与生地黄 10 克,同煎,取汁去渣入粳米 100 克,煮粥,粥熟入桂心粉 2 克,红糖 50 克。上、下午分食。

适应证:瘀血停滞证之白癜风。

6. 马齿苋粥

做法:粳米 60 克,煮粥,将熟时加入鲜马齿苋 30~60 克,煮沸食用,亦可酌加食盐或白糖调味。

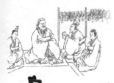

适应证:用于湿热蕴结之白癜风。

7. 山茱萸粥

做法:山茱萸15克,水煎去渣留汁,入粳米100克,冰糖适量,共煮粥。

适应证:肝血不足证之白癜风。

8. 骨碎补粥

做法:骨碎补10克,煎汤取汁,小米100克,煮为粥,加红糖适量。

适应证:瘀血阻络证之白癜风。

9. 龙眼肉粥

做法:龙眼肉15克,大枣15克,粳米60克,取连壳桂圆,剥去果皮,去核取肉15克,同大枣、粳米一并煮粥。

适应证:血虚证之白癜风。

10. 仙人粥

做法:制首乌30~60克,粳米60克,大枣15克,红糖适量,将制首乌煎取浓汁,去渣,同粳米、大枣同入砂锅内煮粥,粥将成时,放入红糖,调味。

适应证:肝肾不足证之白癜风。

11. 桑仁粥

做法:桑葚子30克,粳米60克,或加红糖少许,先将桑葚浸泡片刻,洗净后与粳米同入砂锅。海参适量,粳米60克,先将海参浸透,剖洗干净,切片煮烂后,用米煮成稀粥。

适应证:肝肾不足证之白癜风,粥熟加冰糖稍煮即可,用于肝血不足证之白癜风。

12. 糯米阿胶粥

做法:阿胶30克,糯米60克,红糖少许,先用糯米煮粥,待粥将熟时,放入捣碎的阿胶,边煮边搅匀,稍煮二三沸即可。

适应证:肝血不足证之白癜风。

13. 益气祛风通络粥

做法:黄芪、党参、制首乌、白蒺藜各15克,补骨脂、红花、当归、白芍、白术、白芷各10克,粳米60克,白糖适量。前10味水煎取汁,入粳米煮成粥,加白糖调味即可。每天1剂,分2次食用。

功效:补益气血,祛风通络。适用于气血不和型白癜风。

14. 肝肾养血粥

组成:鸡血藤、熟地黄各 20 克,桑寄生、女贞子、旱莲草、制首乌、菟丝子、刺蒺藜各 15 克,补骨脂、当归、防风、甘草各 10 克,粳米 60 克,红糖适量。

做法:前 12 味水煎取汁,入粳米成粥,加红糖调味即成。

用法:每日 1 剂,分 2 次食用。

功效:滋补肝肾,养血祛风。适用于肝肾不足型白癜风。

15. 桂圆八宝粥

组成:龙眼肉 12 克,黑米 100 克,黑豆 50 克,黑芝麻 30 克,莲子 15 克,花生 50 克,核桃 15 克,枸杞子 30 克,红糖适量。

做法:上味清水洗净后,放入水同煮成粥,加红糖调味即成。

用法:隔日一次,分 2 次食用。

功效:健脾胃,补气益肾。适用于脾胃虚弱型和心肾不交型白癜风。

16. 竹叶糯米粥

组成:糯米 500 克,南竹叶 50 克。

做法:先将竹叶洗净加水,煮 30 分钟,去渣取汁,入糯米煮约 4 小时,即可食用。

用法:每天 2～3 次

功效:滋补肝肾,填精润肤。适用于肝肾不足型白癜风。

多法联用

一、中药内服联合外搽法

1. 密陀硫黄酊加白蒺饮

(1)外搽密陀硫黄酊:密陀僧、补骨脂、生姜各 40 克,硫黄、雄黄各 10 克,斑蝥 3 只,氧化氨基汞(白降汞)5 克,制成酊剂。

用法:使用时用消毒棉签蘸取药液外搽皮损处,每日 3～5 次,每次涂药后在太阳下晒 15～30 分钟,10 天为一疗程。

(2)复方白蒺饮:白蒺藜 15 克,制首乌、豨莶草各 10 克,防风、川芎、赤芍、桃仁、红花各 9 克,紫河车(冲服)20 克。

用法:水煎服 300 毫升,每次 150 毫升,每日 2 次,口服。

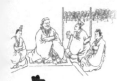
2. 白癜酊和乌须黑发丸

(1)白癜酊外搽：熟地黄 60 克,当归、制首乌、川芎、补骨脂、白蒺藜、苍耳子、生甘草各 30 克,旱莲草 80 克,桂枝、红花、洋金花粉各 20 克,干姜 15 克,黄芪 50 克,55% 白酒 2500 毫升,制成酊剂。

用法：使用时用消毒棉签蘸取药液外搽皮损处,每日 3～5 次,令白斑皮色发红,同时内服乌须黑发丸。1 个月为 1 疗程。

(2)乌须黑发丸：当归、菟丝子、枸杞子、茯苓、怀牛膝、补骨脂,制成丸剂。

用法：每次 6 克,每天 3 次,1 个月为 1 疗程。

3. 白癜霜合内服中药

(1)白癜霜：刺蒺藜、制首乌各 30 克,补骨脂、白芷、无花果叶各 15 克,生甘草 15 克,无水乙醇 500 毫升,制成霜剂。

用法：涂药至皮损处,继续轻轻揉搓至白斑发红为止,每周 3～4 次。

(2)复方首乌蒺藜汤：制首乌 15 克,炙黄芪、刺蒺藜各 30 克,当归、女贞子、旱莲草、丹皮、防风各 12 克,补骨脂、浮萍、炙甘草各 9 克。

用法：每日 1 剂,共煎液约 500 毫升,分早晚 2 次。

(3)适用于血虚风燥型白癜风。

二、针药并用法

1. 针药并用法

(1)内服中药：黄芪 15 克,桃仁 12 克,浮萍 10 克,川芎、赤芍、防风、红花、苍耳子、鲜姜、老葱、桑葚各 9 克,桔梗 6 克,麝香(冲服)0.1 克,红枣 7 枚。水煎服,每日 1 剂,早晚 2 次服。

(2)针灸：先用皮肤针以中度刺激手法叩刺腰背膀胱经循行路线及患处,患处从边缘向中心叩刺,叩刺后再配合艾条熏灸患处及癜风穴。一圈一圈地逐渐减少,以能够忍耐为宜,每次灸 30 分钟,灸到皮肤变深红或接近患者肤色最佳,1～2 次/天,4 周为 1 个疗程。

2. 梅花针配合碘酊外搽

方法：先用梅花针叩击患者局部皮损区至出血为度,然后搽 2% 的碘酊,隔日 1 次,1 周为 1 个疗程。

3.磁性梅花针加中药

(1)内服中药:补骨脂、菟丝子、刺蒺藜、生地黄、熟地黄各120克,乌梢蛇、蝉蜕、白僵蚕各100克,当归、白芷、地肤子、桃仁、红花各60克,焙干研为细末备用,每次10克,每天3次。

(2)用磁性梅花针在患处按顺序地敲打,敲打面要大于白癜风皮损面,敲打程度以有组织液渗出为度,每5～7天敲打1次。

(3)外用补骨脂酊,方药组成:补骨脂150克,姜黄30克,百草霜5克,10%(丁卡因)10毫升,75%乙醇400毫升,浸泡1周备用,在梅花针敲打后可立即擦补骨脂酊,并局部按摩3～4分钟,每次擦药15～20分钟,2次/天。

三、药罐法

方法一

取穴:病变局部。

操作:采用刺络拔罐加中药外涂法,先对病变局部进行常规消毒后,用三棱针在皮损中心点刺,呈梅花状,用火罐拔除污血。在外涂中药酊剂(红花、白蒺藜、川芎各适量,以30%的酒精适量浸泡),并于日光下晒15分钟。每周1～2次,3个月为一个疗程。

方法二

取穴:病变局部。

操作:采用拔罐加中药外涂法,先用75%酒精棉球反复清洁皮损区,根据皮损范围选择适当口径的火罐,要求火罐口径略大于皮损区,在皮损中央放置艾炷(约2厘米长的锥形艾炷),点燃艾炷,当燃至约1/2时,扣上火罐并轻压罐底,待罐内逐渐形成负压时艾炷自然熄灭,留罐30分钟,起罐后随即将药液(大黄、薄荷、蝉蜕各100克,补骨脂50克,清洗干净后加水500毫升,煎开10分钟后过滤而成)涂在局部数次,3日1次,7次为1个疗程。对面部无法拔罐者可采用湿巾热敷,待局部皮肤潮红可反复涂擦药液,对面积较大的皮损区可采用走罐。

方法三

取穴:阿是穴。

配穴:孔最、足三里、三阴交。

操作：采用拔罐加中药外搽法，先取川芎、木香、荆芥各 10 克，丹参、白蒺藜、当归、赤芍、丹皮各 15 克，鸡血藤 20 克，灵磁石 30g，放入适量 95％酒精中浸泡 10 天，去渣取汁 200 毫升，贮藏在玻璃瓶中密封备用。白斑范围小的用 1 只火罐吸拔在皮损处，白斑范围较大的，取 2～5 只火罐在皮损边缘处拔罐。配穴每次取一侧穴，每侧穴位连续拔罐 10 次，再取另一侧，交替进行。用指头大小的脱脂棉球放到药液中浸透，然后将其贴在火罐的中段，用火点燃吸拔在所选部位，留罐 15～20 分钟。皮损处起罐后涂上中药酊剂（红花、白蒺藜、川芎各等量，用适量 30％酒精浸泡），并在日光下晒 5～20 分钟。每日 1 次，30 次为 1 个疗程。

四、针罐法

方法一

取穴：脾俞、中脘、病变局部。

操作：病变局部采用刺络拔罐法，对局部皮肤进行常规消毒后，用梅花针叩刺，然后用旋转移动拔罐至皮肤充血发红；脾俞、中脘穴采用留罐法，留罐 15～20 分钟，起罐后，均用艾条温灸 5～10 分钟。每日 1 次，5 次为 1 个疗程。

方法二

取穴：合谷、阳陵泉、足三里、三阴交、病变局部。

操作：采用刺络拔罐法，患者取坐位，对局部皮肤进行常规消毒后，就梅花针叩刺，然后用闪罐法将中号玻璃火罐吸拔在叩刺部位，留罐 15～20 分钟，每日 1 次。本法适用于湿热郁积型，皮损表现为白斑呈粉红色，遇热瘙痒，夏秋季扩展较快，舌红苔腻者。

其他疗法

一、刮痧疗法

中医刮痧疗法治疗白癜风，是以经络学说为主要理论依据。通过刮痧治疗，达到舒经通络、活血祛瘀，改善局部循环，使白斑病灶得到营养和氧气的补充，从而恢复人体自身的愈病能力。

1. 刮痧方法

先将刮痧液轻薄的涂在白斑处的皮肤上,使其均匀地覆盖白斑,又不能流到它处,用右手持刮痧板,使刮痧板与皮肤呈45°角,用适当力量由上往下刮,直至表皮有红色或暗红色痧点出现为止。若无刮痧板,也可用边缘圆滑的铜钱,或用瓷勺边缘刮。

刮痧手法的轻重,应视患者的具体情况而定。一般每周1～2次,7次为1疗程。

2. 刮痧疗法的适应证

刮痧疗法宜治疗完全型顽固性白癜风。完全型顽固性白癜风一般病程日久,白斑皮肤增厚,梅花针较难叩刺到所需治疗深度,外涂药物也较难渗透。用刮痧疗法治疗,可改善白斑局部的血液循环,可使白斑处增厚的皮肤变薄,黑色素也可获得再生。

3. 取穴

刮痧治疗时,取肺俞、大肠俞、肾俞、膀胱俞以及肺经的侠白穴,肾经的复溜穴,大肠经的上廉、下廉穴,膀胱经的合阳穴。

4. 刮痧药液的配制

刮痧时需用滑而不腻的刮痧液,其目的是保护皮肤,渗透药液等。治疗白癜风所用的刮痧液一般常用活血化瘀、行气祛风的药物,如红花、当归、白僵蚕、全蝎各适量,将其浸泡在植物油内24小时,用温火煎至药物变黄,把药物捞出即可使用。

5. 刮痧疗法注意事项

操作前应对白斑病灶及器具进行常规消毒。操作前应检查刮痧板边缘,如边缘不圆滑,或有缺损便不能用来刮痧。刮时用力应均匀,不得刮破皮肤。外伤型白癜风,应慎用或不用刮痧疗法,尤其不能刮破白癜以外的正常皮肤,以免发生同形反应。孕妇忌用刮痧疗法。

二、皮肤划痕法

皮肤划痕法治疗局限型白癜风的具体方法:局部常规消毒后用中医外科三刃刀或五刃刀纵横交错划痕,以见渗血为度,术后凡士林纱布包扎,3日后除去敷料,每周1次。

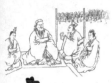
三、发疱疗法

发疱疗法治疗白癜风其具体方法为,用棉签蘸取斑蝥液(斑蝥 50 克,用 95％乙醇 1000 毫升浸泡 2 周)涂于白斑处,每日 2～3 次,发疱后停止涂药。水疱发起 1 天后,用消毒针刺破,放出液体,自然干涸。水疱过大自行破溃,可外涂治烧伤类软膏,疱痂脱落,或糜烂面愈合后,视色素沉着情况第 2 次吐完,发 3 次疱为 1 个疗程,2 周后可行第 2 个疗程,观察 3 个疗程。本法对于病程较短、面积小者疗效好,不适合广泛的大面积皮损,且发疱面积不能超过体表面积的 10％。

四、以色治色法

"以色治色法"是欧阳恒教授首创的治疗色素性皮肤病的治疗方法,是以药物的外观色泽反其皮损颜色而进行治疗的方法,如对色素减退性疾病白癜风选用黑色、紫色或紫红色等色素沉着类药物内服外用。

1. 作用原理

人体皮肤颜色的黑与白处于对立统一中,在黑白"消长平衡"状态下表现为正常颜色,当其相对平衡状态遭到破坏出现偏盛偏衰的时候就表现为异常的肤色,或白、或黑、或黄等。

2. 常用药物

制首乌、补骨脂、红花、紫草、浮萍、丹参、旱莲草、赤芍、枸杞子、鸡血藤、熟地黄、乌梅、桑葚、紫河车、阿胶、女贞子、黑芝麻、铜绿、黑豆皮、紫苏。

3. 用法

(1)可选用 6～10 种以上紫、黑色药物组方,内服外用。

(2)辨证论治加用 2～3 种紫、黑色药物内服。

4. 适应证

各型白癜风,尤偏重于肝肾不足,老年白癜风患者。

5. 注意事项

(1)治疗期间忌服白色药物及富含维生素 C 的食物与药物。

(2)使用该法,疗程较长,须缓缓图功。

参考文献

[1]卢良君,许爱娥,陈梅花.白癜风中医证型与分型分期的关系[J].中国中西医结合皮肤性病学杂志,2006,02:91-93.

[2]韩玲.白癜风及其中医药治疗研究进展[J].中药药理与临床,2006,06:77-80.

[3]李洪武,朱文元.治疗白癜风复方中药体外对蘑菇酪氨酸酶活性的作用[J].临床皮肤科杂志,2000,03:133-135.

[4]杨枫.如意黑白散治疗白癜风的临床观察[D].哈尔滨:黑龙江中医药大学,2012.

[5]胡雪慧.白癜风患者心理健康状况及人格特征研究[D].西安:解放军第四军医大学,2007.

[6]杨赛,陈其华.关于白癜风的中医治疗及研究进展[J].中医药导报,2008,03:89-91.

[7]刘佳,许爱娥,朱光斗.白癜风中医辨证规律的探讨[J].中华中医药学刊,2009,11:2404-2406.

[8]黄芳芳,梁淑明,王来友,杨得坡.补骨脂素凝胶对实验性白癜风的疗效[J].中国医院药学杂志,2007,01:36-38.

[9]钟慧,曾峰,卢瑶瑶,等.白癜风内服方剂组方规律[J].安徽中医学院学报,2010,05:11-12.

[10]朱铁君.白癜风药物治疗的进展和临床应用评价[J].中国医院用药评价与分析,2005,06:331-334.

[11]江海燕,江涛.近十年白癜风中医药治疗研究述评[J].四川中医,2001,10:15-18.

[12]司富春,张丽.中医治疗白癜风证型和方药分析[J].世界中西医结合杂志,2012,08:709-712.

[13]杨敏,常建民.白癜风治疗进展[J].中国麻风皮肤病杂志,2006,04:308-312.

[14]范崇帅.养血益气汤联合窄谱中波紫外线治疗白癜风的疗效观察[D].济南:山东中医药大学,2012.

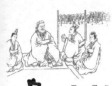

[15]盛国荣.祛白酊对实验性白癜风的治疗作用[J].中国实验方剂学杂志，2008,02:57－59.

[16]张颜,陈纯涛,黄蜀,周建伟.火针联合窄谱中波紫外线治疗白癜风疗效观察[J].中国针灸,2013,02:121－124.

[17]朱铁君.白癜风的病因、诊断和治疗[J].中国全科医学,2005,06:501－503.

[18]周平兰,欧阳恒,王竹鑫.白癜风的药物治疗进展[J].中医药导报,2005,01:77－79.

[19]刘晓玉,许爱娥.当代8位名老中医论治白癜风经验荟萃[J].中国中西医结合皮肤性病学杂志,2008,02:131－133.

[20]耿学英,宋乃光,赵岩松,蔡念宁.赵炳南教授学术思想研究概况[J].中医研究,2008,10:58－61.

[21]朱璐,黄美兴,赵萍,张远红.皮肤病治疗与中医药现代化[J].中国现代药物应用,2010,12:230－231.

[22]孙可心.中药扫白灵冲剂治疗脾肾阳虚型白癜风的临床观察[D].哈尔滨：黑龙江中医药大学,2013.

[23]杨枫.如意黑白散治疗白癜风的临床观察[D].哈尔滨：黑龙江中医药大学,2012.

[24]朱铁君.白癜风650例临床研究[J].临床皮肤科杂志,1995,24(5):279－282.

[25]王国辉.活血祛风汤治疗白癜风52例临床报告[J].中医药学报,1998(2):34.

[26]杨慧兰,梁洁,刘仲荣.白癜风的中医药疗法[J].中国美容医学,2006(11):1312－1314.

[27]薛文辉.消白汤治疗17例白癜风临床观察[J].四川中医,2004,22(9):70－71.

[28]马绍尧.白癜风急性期、稳定期的不同治法[J].中医杂志,1993,34(3):177.

[29]顾敏婕,马绍尧.马绍尧教授治疗白癜风经验[J].浙江中西医结合杂志,2014,24(11):943－944.

[30]郭桃美,吴艳华.皮肤病性病验方[M].广州：广东科技出版社,2005.

[31]马辉,路力为.皮肤病效验录[M].北京:学苑出版社,2013.

[32]李广瑞.皮肤病效验秘方[M].北京:化学工业出版社,2011.

[33]崔应珉,邓为,李林.中华名医明方薪传[M].郑州:郑州大学出版社,2008.

[34]姜春燕.皮肤病奇效良方[M].北京:人民军医出版社,2010.

[35]乔树芳.白癜风中医发病机制和治疗研究新进展[J].皮肤病与性病,2009,03:26-28.

[36]江海燕,江涛.近十年白癜风中医药治疗研究述评[J].四川中医,2001,10:15-18.

[37]高天文.白癜风发病关键机制及新治疗策略应用研究[D].西安:解放军第四军医大学,2013.

[38]曹吉祥,李辉成,廖卫东,等.卤米松乳膏、白斑1号和白癜风丸联合治疗白癜风临床观察[J].江西医药,2009(10).

第二章

医方

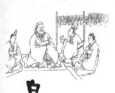

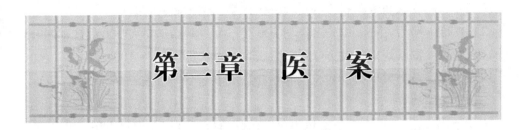

第三章 医 案

一、杨洪涛医案（天津中医药大学第一附属医院）

患者，男，10岁，3岁时后背及腹部出现散在豆粒大白斑，家长未重视，后逐渐扩大，就诊多家医院，确诊为白癜风，多方医治，病情未见好转，现后背、腹部、下肢大面积色素脱落，双手也有散在豆粒大白斑，详问病史，其母42岁生产，患者平时上学注意力不集中，汗出较多，纳食欠佳，夜寐欠安，舌红少苔，脉虚弱无力。

辨证：血虚受风，肝肾亏虚。

治则：养血祛风，补益肝肾。

处方：黄芪30克，党参15克，白术10克，茯苓15克，半夏10克，陈皮10克，鸡内金10克，女贞子15克，旱莲草15克，生地黄20克，麦冬10克，枸杞子10克，牡丹皮10克，炙何首乌30克，白蒺藜30克，丹参20克，防风6克，浮萍20克，水煎服，日1剂。

治疗1个月，纳食好转，睡眠安稳，未见白斑扩大，继续服用。时值春季再次就诊，白斑扩大，口干，身体燥热，夜寐易醒，去浮萍、防风，加龟板20克，沙参10克，玉竹10克，生地黄加至30克，当归30克，水煎服，日1剂。

服用半月后，燥热减轻，口干消失，白斑扩大得到控制，去龟板加浮萍20克，防风6克，桑叶10克，水煎服，日1剂。

服用2月余，后背及腹部开始有黑色皮肤生成，效不更方，治疗半年余，皮损部大面积黑色皮肤生成，改原方配制丸药以善后。

二、王圣祥医案（湖北省武汉市中医医院）

张某某，男，75岁。2004年9月15日初诊。周身皮肤起白斑20余年。述20年前在颈部出现不明原因的皮肤白斑，曾先后在市内各大医院诊断为"白癜风"，外用"补骨脂酊"，口服"祛白糖浆"等中西药治疗，但皮疹仍逐渐扩大。现头面、颈、胸背，手足可见大小不等的白斑，界限清楚，不痛痒。舌质淡红，苔薄白，脉沉细。

证属：肝肾亏虚，营卫不和。

治拟：滋补肝肾，调和营卫。

药用：熟地 15 克，归尾 10 克，川芎 5 克，白芍 10 克，生黄芪 15 克，枸杞子 10 克，菟丝子 10 克，覆盆子 10 克，沙苑子 10 克，五味子 10 克，桃仁 10 克，红花 5 克，刺蒺藜 10 克，浮萍 3 克，桂枝 5 克，白芷 5 克，夜交藤 10 克，活血藤 10 克。

服上方 15 剂后颈部白斑区开始出现黑岛，至约 30 余剂后白斑基本消退。

三、于叶医案（江苏省常州市中医医院）

孙某，男，5 岁，2011 年 9 月 16 日初诊。15 天前口周出现黄豆大小之色素减退斑、呈粉红色，近来皮疹扩大，且发现右颈部亦有类似皮损。诊见口周约 1.5 厘米×2 厘米大小脱色斑，右颈部皮损 0.5 厘米×2.5 厘米，其内汗毛没有变白，无痛痒感。食少，喜偏食，面色偏黄，大便平素便溏，舌质淡苔薄白，脉沉细。否认家族类似病史，无明显甲状腺异常。

诊断：白癜风（脾胃虚弱）。

治则：补气，健脾，养胃。

方用：参苓白术散加减。

处方：太子参 10 克，南沙参 10 克，北沙参 10 克，炒白术 10 克，炒薏苡仁 15 克，茯苓 10 克，炙黄芪 12 克，白芷 3 克，玉竹 10 克，红花 6 克，独活 6 克，潼蒺藜 10 克，白蒺藜 10 克，炙甘草 3 克。水煎服，日 1 剂，日服 2 次。

服 7 剂未见明显不良反应，后连续服 14 剂，皮损未见扩大，中间可见少量色素点。原方加炒谷芽、炒麦芽各 10 克，继服。治疗 6 个月，白斑大部分消退，没有新发病灶出现，未见明显不适和肝肾功能异常。

四、李瑞堂医案（甘肃省玉门市中医医院）

田某某，男，19 岁，2000 年 3 月 10 日初诊。患者诉 1 年前双上肢部及腰部，外生殖器部起脱色斑，无自觉症状。曾多方求治无效且渐范围扩大，数量增多。现患者精神较差，面色淡，自觉头晕，健忘失眠，腰酸，遗精，舌红，苔少，脉细。

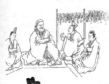

诊断:白癜风。

中医辨证:肝肾阴虚,气血失和型。

治法:补益肝肾,调和气血。

方用:五子衍宗丸合四物汤加减。

处方:女贞子15克,五味子10克,菟丝子15克,枸杞子10克,覆盆子10克,车前子(包)10克,黑芝麻15克,当归10克,赤芍、白芍各10克,川芎6克,生地黄10克,黑豆15克,墨旱莲15克,夜交藤30克,白芷15克,白蒺藜15克。

服上方7剂后,部分白斑中出现色素岛;一般症状好转。

继服上方21剂后,部分白斑已消失。

经服上方4个月后,白斑消失,临床治愈,为继续巩固疗效,改服丸剂。

五、陈达灿医案(广东省中医院)

杨某,男,4岁。2005年5月10日初诊。患儿母亲诉其患白癜风一年余,曾多次外用糖皮质激素软膏(艾洛松等)及免疫调节剂(胸腺肽等)治疗,皮损无明显好转,且范围逐渐扩大。平素纳差,便溏。查体:皮损分布于口周,表现为大小不等,形态不规则的色素脱失斑,舌淡红苔白,舌边有齿印,脉细。

诊断:白癜风。

证属:脾虚。

治疗:以健脾为主,辅以祛风。

处方:钩藤7克,防风7克,茯苓20克,白术10克,牡蛎10克,太子参15克,黄芪10克,怀山药15克,14剂。同时外用白蚀酊。

1个月后复诊,患者母亲诉患儿食欲较前明显好转,便溏明显改善。查体:患者原发口周白斑处大部分皮肤变为淡红色,周围明显色素沉着,部分白斑内见点状皮岛形成。继续治疗两个月后大部分皮肤恢复正常,且无新发白斑形成。

六、李家庚医案(湖北中医药大学)

李某,女性,52岁,面部白斑,褐斑散在2年,颈、腹股沟处亦有白斑成片,纳食一般,二便尚可,舌质红苔薄黄脉细弦。

诊断:白癜风。

辨证:风邪袭腠、气血失和。

治则:养血疏风、中和气血。

处方:制何首乌12克,生、熟地黄各10克,当归8克,赤芍20克,川芎15克,鸡血藤15克,丹参20克,荆芥10克,防风15克,白鲜皮15克,全蝎10克,僵蚕10克,白芷15克,刺蒺藜15克,炒山楂15克,茅根20克,女贞子10克,红花10克,甘草8克。7剂,日1剂,水煎服。

二诊:服药后皮肤较前润泽,唯咽喉部近日不适,舌质红,苔薄黄,脉细弦。处方:续上方加金银花15克,连翘15克。7剂,日1剂,水煎服。

三诊:一般可,舌质红,苔薄黄,脉细弦。处方:续一诊方加连翘15克,刺蒺藜10克。后复诊在一诊方基础上随诊加减用药半年,患者原白癜风部位肤色基本恢复正常。

七、林夏医案(安徽省马鞍山市中医院)

患者,女,70岁,2008年7月21日初诊。主诉颈部白斑1年。患者于2007年7月颈部出现白色斑片,因未及时治疗蔓延至躯干、双上肢。3个月后诊为"白癜风"。短暂使用糖皮质激素(泼尼松)及中成药(白蚀丸)间断治疗,效果不佳。无药敏史,否认慢性病史。皮肤科检查:颈部、上肢、躯干部散在分布指盖至钱币大小白色斑片十余处,部分边缘模糊,部分白斑周围皮肤色素加深,中央可见白色毳毛生长。平素腰膝酸软,疲乏耳鸣。舌质偏红,少苔,脉细弱。

西医诊断:白癜风。

中医诊断:白驳风(肝肾阴虚证)。

治则:补益肝肾、活血化瘀。

方用:桃红四物汤加减。

处方:桃仁10克,红花6克,当归12克,熟地黄12克,赤芍12克,川芎10克,潼蒺藜12克,旱莲草12克,菟丝子15克,北沙参12克,白术10克,无花果12克,自然铜10克,甘草6克,每日1剂,水煎服。并配中药外用:补骨脂80克,菟丝子80克,白芷30克,上药研粗末后加乌梅15克,白酒适量浸泡后取液,每100毫升加入地塞米松40毫克,外用,2~3次/天。涂药后适度日光照射,以皮肤发红或见针尖大小丘疹或丘疱疹为佳。同时每日服黑芝麻20克。

9月3日四诊,诉左上肢屈侧白斑减轻。见左上肢屈侧白斑处呈现数个芝麻大小褐色皮岛,舌淡红,苔薄白,脉沉细,仍守原方化裁治之。原方去无花果,加黄芪12克,继服。

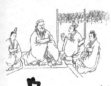
10月17号七诊,诉皮损处灰褐色点状色素继续增多。见颈部白斑明显减退,白斑处长出较多粟粒至芝麻大小皮岛,舌脉同四诊,仍守原方化裁治之。加补骨脂10克。

11月10日九诊,诉白斑处皮岛继续增多,自觉疗效显著。颈部白斑大部分消退,四肢白斑处均见大量皮岛生长。半月后再诊,中药改隔日1剂,连服3个月,继用中药外涂。

2009年2月复诊,颈部、上肢白斑消退,胸部仍有少量皮损,但较治疗前明显好转。

八、刘红霞医案(新疆医科大学附属中医医院)

患者,男,20岁,2008年8月就诊时双上眼睑可见色素脱失斑,患者双眼睑至眉毛之间的皮肤发现白斑1年余,曾运用多种药物治疗疗效欠佳,病情有发展趋势,患者父亲有白癜风病史,为求中医治疗遂来我院门诊。就诊时可见患者默默不欲言,神疲纳差,夜寐尚可,小便调,大便溏。查双眼睑两处4厘米×2厘米大小的白色脱失斑,舌淡红、边有齿痕,苔薄,脉细。

中医诊断:白驳风。

西医诊断:白癜风。

中医辨证:脾肾两虚型。

方选:健脾益肾汤加减。

方药:炒薏苡仁30克,党参、炒白术、白扁豆、山药、茯苓、白芷、白僵蚕、补骨脂、菟丝子、丹参、当归、鸡内金、枳壳各10克,菊花6克。7剂,水煎早晚分服,因患处属皮肤稚嫩之处,中药药酒外擦不宜使用,给予他克莫司软膏外用。1周后复诊,自述精神较前明显好转,食欲改善,皮疹未见明显变化。

二诊:将上方去白扁豆、鸡内金,加女贞子、黄精以加强补肾之功。

三诊:2周后复诊,白斑内可见色素点,左眼较右眼明显,上方继服2周,外治同前。

四诊:患者眼睑白斑处色素皮岛较前明显变大,至蚕豆大小,脱失斑四周有缩小的趋势,3厘米×1厘米大小。4个月后眼睑色素脱失白斑均以消退。

九、马绍尧医案(上海中医药大学附属龙华医院)

王某,女,45岁。初诊时间2010年11月3日。主诉面颈部白斑2年。患者工作繁忙,家务事多,压力较大。平素纳食差,神疲乏力,易感冒,记忆力减退,腰酸膝软,手足不温,夜寐不佳,大便时溏薄。近1年来,白斑较前明显扩大,至医院体检未见明显异常。曾服用白癜风丸,外涂激素药膏,皮疹无明显改善。检查:口周、颈部数片瓷白色斑片,大小不一,边界较清晰,白斑边缘见色素沉着。舌质淡红,边有齿痕,苔薄,脉细。

诊断:白癜风。

证属:肝肾不足,脾胃失和。

治则:滋补肝肾,健脾止泻和胃。

处方:生地120克,黄精、山茱萸各90克,山药30克,芡实、泽泻各90克,白扁豆120克,生米仁、马齿苋各300克,枸杞子120克,女贞子90克,旱莲草300克,柴胡、延胡索、当归、赤芍、白芍、川芎、白蒺藜、白芷、补骨脂各90克,丹参、葛根各120克,桔梗、姜半夏、陈皮各90克,太子参150克,苍术120克,茯苓、木香、枳壳各90克,焦山楂120克,焦六曲150克,生甘草60克。另予生晒参、西洋参各50克,阿胶100克,龟板胶、鳖甲胶各50克,饴糖、冰糖各200克。收膏早晚各1匙,开水冲服。嘱患者减少日光曝晒,饮食宜忌酸辣刺激之品。

二诊:2011年11月7日患者皮疹稳定,无新白斑发生。原白斑局部显著缩小,呈灰白色,边界较前模糊,并在白斑中心出现点状色素斑,大便成形,夜寐转安。腰酸、乏力略减轻。苔薄,舌红边有齿痕,脉细。湿邪渐去,肝肾不足,气血失调。拟前方疏肝补肾益气血。以前方去太子参、芡实、白扁豆;加党参、白术各150克,香附、丹皮、制首乌各90克,仙鹤草、红藤各300克,自然铜150克;改生地150克,黄精120克。另予:生晒参、西洋参、阿胶、龟板胶、鳖甲胶各100克,饴糖、冰糖各300克。

三诊:2012年12月6日,患者白斑基本消退,与周围皮肤色泽无显著差异,终获痊愈。

十、唐定书医案(成都中医药大学附属医院)

文某,男,31岁。2003年8月于我院就诊。面部局限性色素减退斑两年,瓷白色,不痛不痒,面积4厘米×3厘米,头晕,性情急躁,舌质红,苔薄,脉弦。

诊断:白癜风。

中医辨证:肝阳上亢。

治疗原则:平肝潜阳,养阴清热,佐以通络。

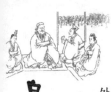
处方:钩藤 15 克,刺蒺藜 15 克,当归 10 克,川芎 15 克,女贞子 15 克,枸杞 15 克,桑葚子 15 克,橘络 10 克,桔梗 10 克,白芷 15 克。外用:澳能软膏。嘱咐其少服用含维生素 C 的新鲜水果饮料等,多食板栗等坚果类食品。

治疗 1 月后,复诊守方治疗,外用处方:补骨脂 20 克,菟丝子 20 克,白芷 15 克,乌梅 15 克,制首乌 20 克,骨碎补 15 克,红花 12 克,紫草 12 克,刺蒺藜 15 克。500 毫升白酒泡 1 周,外用涂抹白斑处,每日早晚各 1 次。

内服外用 1 个月后,自觉皮肤时有发热,色素有所加深,运动后白斑呈现淡红。复诊见面部局限色素减退斑,面积无扩大,边界清楚,中央少许淡红色,边缘色仍白。工作压力大,仍诉头晕,舌质淡红,苔薄,脉弦。中医辨证:肝阳上亢。治疗原则:同前,但加强通络的力量,理气通络与活血化瘀通络法同用。处方:钩藤 15 克,刺蒺藜 15 克,当归 15 克,川芎 15 克,菟丝子 20 克,枸杞 15 克,桑葚子 15 克,桔梗 10 克,熟地 15 克,橘络 10 克,桃仁 10 克。

坚持内服外搽治疗 1 月余,复诊见皮损呈淡红色,自觉运动后皮损发红发痒,头晕好转,舌质淡红,苔薄白,脉沉细。中医辨证:肝肾阴虚。治疗原则:益气养血,补益肝肾。处方:黄芪 40 克,黄精 15 克,熟地 20 克,山茱萸 15 克,菟丝子 20 克,枸杞 15 克,女贞子 20 克,制首乌 20 克,桑葚子 30 克,桔梗 10 克,橘络 10 克。内服外搽药 1 月,复诊见皮损中间皮色基本正常,唯有边缘为淡红色,舌质淡红,苔薄白,脉弦数。中医辨证:肝阳上亢。治疗原则:平肝潜阳,养阴清热,佐以通络。处方:补骨脂 15 克,僵蚕 10 克,白芷 15 克,刺蒺藜 15 克,制首乌 20 克,川芎 15 克,鸡血藤 30 克,菟丝子 20 克,女贞子 20 克,桑葚子 20 克,橘络 10 克,蜈蚣 1 条,自然铜 30 克。坚持内服外搽 1 月余,复诊见皮色基本正常,按《白癜风临床分型及疗效标准》(2003 年修订稿)诊断为临床痊愈。嘱其坚持外用药物。半年随访无反复。

十一、杨柳医案(南方医科大学中医药学院)

黄某,女,41 岁,2012 年 5 月 10 日初诊。主诉:左躯干部白斑 5 年,加重 6 月余。现病史:患者 5 年前无明显诱因,左侧乳房下侧见色素减退斑,缓慢扩展至胁下及背部。曾在外院诊断为"白癜风",使用"复方适确的软膏"等,未见明显好转。近半年来,自觉体质下降,白斑扩大,伴有腰酸背痛,经期紊乱,经量下降。纳可,大便偏秘,二日一行,夜寐欠佳,夜梦纷纭。查体:左侧乳房下侧、胁下、左侧背部均可见色素减退斑,呈不规则形,部分融合。舌尖红,苔薄黄,脉细。经诊,患者处于进展期,证属肝肾不足,治以养肝益肾,养血祛风。处方:复色 1 号方加减,处方如下:何首乌 15 克,补骨脂 10 克,熟地黄 12 克,女贞子 15 克,旱莲草 15 克,苍耳子 15 克,紫背浮萍 15 克,蝉蜕 10 克,紫草 15 克,丹参 15 克,生甘草 5 克。30 剂,每日 1 剂,水煎 2 次,饭后服用。经期原方加当归 12 克,鸡血藤 15 克。口服泼尼松片 20 毫克/天,早 8:00 顿服。外用复色 1 号软膏(药物组成为补骨脂、雄黄、红花、乌梅、菟丝子、何首乌、丹参、旱莲草、附子、五倍子等)。

6 月 7 日二诊:皮疹未扩大,且白斑泛红,中心可见微小色素岛形成,余症自觉均有缓解,守前方加减,加丹参 15 克、沙苑子 15 克,30 剂,经期用药同前;口服泼尼松片减量为 15 毫克/天。外用复色 1 号软膏。

7 月 12 日三诊,皮疹面积缩小 30%,色素加深,中心呈现明显色素岛,仍守前方加减,口服泼尼松片减量为 10 毫克/天,外用复色 1 号软膏。

8 月 9 日四诊,皮疹面积缩小 50%,色素愈加深,仍守前方加减,口服泼尼松片减量为 5 毫克/天,外用复色 1 号软膏。

9 月 13 日五诊,皮疹面积缩小 50%,中心明显色素岛向四周扩展,仍守前方加减,外用复色 1 号软膏,停用泼尼松片。

10 月 11 日六诊,患者左侧躯干部白斑消失,基本痊愈,月经、睡眠等均有改善,治疗结束。

十二、穆怀萍医案(天津中医药大学第一附属医院)

李某,男,42 岁,2011 年 3 月就诊。腰部白斑 2 年,近 2 个月面部、双上肢有新发白斑逐渐扩展,无自觉症状。自诉平素工作压力大,长期精神紧张,劳累思虑过度,睡眠质量差,健忘。总觉得体力不支,经常头晕,疲惫,腰膝酸软,两肋胀痛,平时性情急躁,易怒。查体:左侧腰部、双上肢散在多发局限性色素脱失斑,面部大面积色素脱失斑,主要分布双侧面颊,口周,鼻梁,形状不规则。舌红,苔薄白,脉沉细。

辨证:肝肾亏虚,血虚肝旺,疏泄失常,气滞血瘀,肌肤失养。

治则:养血疏肝,补肾填精,活血化瘀。

处方:生地 20 克,当归 10 克,白芍 10 克,枸杞子 15 克,麦冬 10 克,川楝子 10 克,郁金 10 克,何首乌 20 克,菟丝子 10 克,补骨脂 10 克,杜仲 10 克,鸡血藤 30 克,桃仁 10 克,红花 10 克,蒺藜 30 克,旱莲草 20 克,凌霄花 10 克,菊花 10 克。

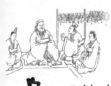

7剂,水煎服,日1剂。

1周后复诊,自觉心情,睡眠,精神状态好转。两肋仍胀,原方加陈皮10克,青皮6克,加强行气之力,继服7剂。

复诊:诸症好转,面部白斑渐消。两肋不胀,心情渐好,原方去川楝子、青皮,加枳壳10克,合欢皮15克,继服7剂。后随症加减服药2个月,面部皮损大部分消退,上肢皮损也好转,腰部皮损无变化。心情舒畅,无头晕,腰膝酸软,自觉精力体力有很大改善,舌淡红,苔薄白,脉动有力,原方去凌霄花,菊花加牛膝10克,桑枝10克继续服药。随症加减服药2月余上肢皮损腰部消退,身体状态恢复很好,精力体力能适应工作生活,治愈。

十三、蔡瑞康医案(北京空军总医院)

患者,女,16岁,首诊。主诉上胸部白斑1年。患者1年前无诱因上胸部出现白斑,就诊于当地医院予白癜风胶囊口服及白癜净药水外用半年,疗效不明显,之后皮损逐渐扩大。查体:右口角外下方,右上胸,右大腿点片状色素脱失斑,形态不一,大小不等,边界清楚;伍德氏灯检查阳性(灯下可见白斑处瓷白色荧光)。西医诊断:白癜风。患者平素偏食,形体偏瘦,神疲乏力,大便稀软,小便清长,脉细,舌质淡红,舌边有齿痕,舌体胖大,苔薄白。

中医诊断:白驳风。

证属:肝肾不足,气血失和。

处方:刺蒺藜9克,补骨脂9克,生黄芪30克,党参9克,白芍9克,当归9克,丹参20克,鸡血藤9克,黑芝麻9克,白芷6克,枸杞子9克,炙首乌9克,沙苑子9克,菟丝子9克,女贞子9克,乌梅6克,炒白术9克,茯苓9克,山药20克,生甘草6克。40剂,水煎服,每日1剂;甘草锌颗粒5克,2次/日,甲钴胺片500微克,2次/日,叶酸5毫克,3次/日,亚硒酸钠0.2毫克,2次/日,煅自然铜颗粒5克,2次/日,复合维生素B片2片,3次/日,左旋咪唑50毫克,3次/日(每两周连服3天);中西药均服20天停10天,交替服用;局部常规行PUVA。

2个月后复诊,患者胃纳改善,体重增加,精神好转,二便调和,脉滑,舌红苔薄白。伍德氏灯检查:白斑处密集色素岛。上方去健脾之茯苓、山药;口服西药同前;卤米松乳膏改为曲氨奈德霜。稀土黑光灯局部照射隔日1次。2个月后再诊,色素岛面积扩大,白斑基本消退,中药改为隔日1剂,西药继续巩固,稀土黑光灯局部照射,隔日1次。3个月后随访,白斑完全恢复。半年后随访无复发。

十四、欧柏生医案(广西中医药大学第一附属医院)

李某,女,46岁,2010年7月6日初诊。主诉:周身散发白斑12年,加重3年。患者12年前,颈后、胸腹部起小片状不规则白斑,无痛痒,诊断为白癜风,曾先后服用活血祛风中草药口服、紫外线UVB光疗、外用"卤米松/三氯生乳膏"(新适确得乳膏)和"补骨脂酊"治疗无效,皮疹逐渐扩大,形成大面积白斑,边界清楚,呈瓷白色,近3年以来,前额和发际起片状白斑。前胸、后颈、肩背和腹部大面积瓷白色白斑,边界清楚,无色素岛生成,前额和发际片状白斑,边界不清,平素畏寒,经常失眠,纳可,二便正常,舌淡,苔薄白,脉沉。化验血、尿、便,检查肝功能、肾功能和甲状腺功能,心电图和微量元素均无异常。

诊断:白癜风,寻常型,进展期。

中医辨证:感受寒邪,毛窍收缩,卫阳闭束,气血凝滞,肌肤得不到气血荣养,发为白斑,在治疗上当温通经络、调和营卫气血。

选方:应用当归四逆汤、四逆汤、血府逐瘀汤等方化裁。

处方:当归10克,桂枝15克,白芍15克,细辛3克(后下),通草6克,大枣10克,炙甘草6克,(制)附子15克(先煎1小时),干姜5克,桃仁10克,红花3克,熟地黄10克,川芎10克,枳壳10克,柴胡10克,甘草6克,桔梗15克,牛膝10克,女贞子10克,墨旱莲10克,补骨脂10克,白芷5克。每日1剂,水煎服,分2次服。同时外用复方祛白酊,药物组成:附子15克,干姜9克,补骨脂30克,白芷30克,乌梅30克,马齿苋30克,白蒺藜30克,女贞子30克,沙苑30克,(煅)自然铜30克,桂枝12克,丹参30克,红花12克,甘草6克。以上药物用75%酒精浸泡后即可外用,根据皮肤耐受程度每日外涂3～6次,并嘱患者每日晒太阳5～10分钟。

8月5日二诊:服药1个月后,白斑出现大量色素岛,睡眠稍有改善,仍感畏寒,畏风,不能吹电扇,舌淡、苔薄白,脉沉。患者肌肤感受寒邪较重,原方(制)附子加至30克(先煎1小时),干姜加至10克,加(煅)龙骨、(煅)牡蛎各30克,去女贞子、墨旱莲。

11月8日三诊:服药4个月后,患者白斑消退90%左右,心情愉快,畏寒、畏风、失眠等症明显改善,睡眠,饮食,二便均正常,复查血、尿、便常规,检查肝肾功能,心电图未见异常。考虑患者病情明显缓解,药量适当减少,效不更方,继续治疗。用药至2011年3月,症状消失。

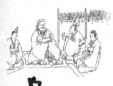
十五、高天文医案（第四军医大学西京皮肤病医院）

患者,女,23 岁,面颈部白斑逐渐扩展 2 年余,于 2011 年 9 月 23 日就诊。查体:右侧额头、鼻旁、右颊、右颈部、耳后白斑,散在分布,部分融合。右侧眉毛、睫毛色白。皮损未超过中线。爱生气,偶尔右侧胁肋不适,右小腿偶尔抽痛,多梦,大便不畅,月经周期规律、量少,余无不适。舌淡,苔白腻,脉沉细。既往治疗:口服白净颗粒及表皮转移因子胶囊,窄谱中波紫外线照射,外用复方卡力孜然酊、他克莫司软膏等,均无明显疗效。分析病机:气滞血瘀,肝肾不足。治疗予补气活血,化瘀通络,滋补肝肾,方用补阳还五汤加减。赤芍 15 克,川芎 10 克,归尾 15 克,地龙 10 克,黄芪 50 克,桃仁 10 克,桑葚 30 克,杜仲 15 克,肉苁蓉 10 克,桑寄生 10 克,补骨脂 10 克,陈皮 10 克,柴胡 20 克,香附 15 克。

二诊,服药 14 剂,额头白斑中间可见点状色素沉着,仍多梦,手心热,大便通畅,胁肋不适消失,右小腿抽痛时发,舌尖边红苔薄黄,去上方桃仁、归尾、地龙动血之品,加熟地、玄参、茯神、酸枣仁、首乌藤以滋阴养血安神。

三诊,服药 21 剂,述颈后白斑中出现点状色素沉着,鼻部、右颊白斑范围缩小,睡眠转佳,余无不适。守原方加减,至今共来诊 6 次,服药共 15 周,右颊、鼻头白斑基本消退,额头及颈后白斑明显缩小,部分已分散开,右眼睑毛部分已变黑,月经量有所增多,右侧躯体不适症状未再发作。

十六、沈家骥医案（云南省中医中药研究院）

刘某,男,21 岁,于 2009 年 6 月 2 日初诊。口唇周围发白斑 1 年半,白斑处胡须变白,并渐行扩散至眉间、鼻翼,无痛痒。刻下心情焦虑,胸胁胀闷不适,饮食、睡眠、二便正常。面色暗,舌质暗,边有瘀点,脉弦。既往无特殊。

西医诊断:白癜风。

中医诊断:白驳风。

辨证:气滞血瘀。

治宜:疏肝活血,祛瘀消斑。

方拟:血府逐瘀汤加减。

处方:当归 10 克,川芎 15 克,生地 15 克,黄芪 30 克,刺蒺藜 15 克,柴胡 10 克,黄芩 10 克,香附 15 克,红花 10 克,紫丹参 15 克,三棱 8 克,莪术 8 克,甘草 10 克。7 剂,水煎服,每日 3 次,两天 1 剂。

两周后复诊,服药期间无明显不适,面色红润。舌质暗红,苔薄白,脉弦。守上方 7 剂,水煎服,14 天服完。

二诊:(2009 年 7 月 1 日)眉间、鼻翼、口周见多处芝麻片样色素沉着之皮岛,部分白斑边缘色素增深,舌脉同前,上方加黄芪 50 克,红参 20 克补气养血。每 2 天 1 剂,1 日 3 次,水煎分服。

三诊(2009 年 8 月 25 日):眉间、鼻翼处白斑消失,口唇周围白斑面积较前约缩小 40%。舌质淡红,苔薄,脉弦。上方加枸杞 30 克,大枣 20 克,补肝肾,益精血,补脾胃以助气血生化之源。每 2 天 1 剂,每天 3 次,水煎分服。嘱其坚持用药以善后。

四诊(2009 年 11 月 2 日):服药后无明显不适,眉间、鼻翼处未见白斑,口唇周围白斑面积较前约缩小 70%。守上方坚持用药。

十七、王莒生医案(首都医科大学附属北京中医医院)

患儿,男,15 岁,2011 年 9 月 7 日初诊。两年前,患儿右侧下颌出现一个米粒大小白斑。曾于外院诊为"白癜风",予口服螺旋藻胶囊、甘草锌颗粒,外用复方卡里孜然酊,效果不明显。现鼻部、双侧下颌部可见 3 处指甲大小色素脱失班、边界清晰、无痛痒,纳可,眠尚安,偶心烦、腹胀,二便调,舌尖红,苔白,脉弦滑。患儿平日厌食蔬菜,喜食甜食及膨化食品。

中医诊断:白驳风。

辨证:脾胃失调,气血失和。

治以:健脾和胃,调和气血,祛风通络。

方药:白芷 10 克,白僵蚕 20 克,蒺藜 10 克,桑白皮 15 克,补骨脂 10 克,荆芥 10 克,防风 10 克,山药 15 克,白术 10 克,焦三仙 30 克,连翘 10 克,淡竹叶 10 克,浙贝母 20 克,侧柏叶 10 克,全蝎 6 克,牡蛎 20 克,麻黄 3 克。水煎服,每日 1 剂,连服 30 剂。同时给予患者及家属心理和精神方面的辅导。

2011 年 10 月 5 日二诊:面部白斑已变淡,自述体重减轻,无其他不适。上方去焦三仙、淡竹叶,加制何首乌 15 克,化橘红 10 克。继服 30 剂。

2011 年 11 月 9 日三诊:面部白斑可见色素岛形成。上方去荆芥、山药、麻黄,加女贞子 10 克,川芎 10 克。继服 2 个半月后,于 2012 年 1 月 11 号复诊,面部白斑已消退。随访 2 个月未见复发。

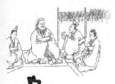

十八、王启瑢医案（天津市中医药研究院附属医院）

赵某，女，37 岁，2005 年 3 月 17 日初诊。患者面部有一约 2 厘米×3 厘米白色斑片，逐渐扩大，边界清楚，皮损光滑，无脱屑、萎缩等，时有疲惫感，舌淡，苔白，脉沉细。

证属：寒凝血脉，气血不足。

治以：温通血脉，祛湿通络，补益气血。

处方：黄芪、鸡血藤、桑寄生、薏苡仁各 30 克，萆薢 15 克，白术、地龙各 12 克，当归、白芷、桂枝、党参、王不留行、桃仁、红花各 10 克，细辛 2 克，麻黄、白附子各 3 克。每天 1 剂，水煎服。

守方加减服用 3 周后，皮损白斑较前缩小，白斑周围色素加深。此后随症加减，又服药 4 个多月，皮损逐渐缩小，颜色恢复正常。

十九、喻文球医案（江西中医药大学）

谌某，女，38 岁，职员，2012 年 8 月 8 日初诊。患者自述 4 个月前在右颊发现大小形状不等的白色斑点和斑片，近 1 个月来白斑逐渐地延及眶周、鼻、双手达 10 处之多，其形状多为圆形、椭圆形，白斑色淡，边缘模糊，斑内的毛发有的变白、有的正常，均无痛痒的自觉症状，一般情况好。兼见神疲乏力，失眠多梦，舌淡苔白，脉细浮弦。

辨证：风邪蕴肤，气血失和。

治宜：调和气血，祛风通络。

方用：八珍汤加减。

药用：天山雪莲 3 克，川连 6 克，肉桂 3 克，五味子 10 克，天麻 10 克，羌活 10 克，制首乌 30 克，补骨脂 10 克，浮萍 10 克，自然铜 10 克，白芷 10 克，麻黄 10 克，熟地 20 克，红芪 10 克。向患者说明病情，健康宣教后，嘱其注意饮食调护，同时水煎取汁外搽，每日太阳光照射 1～2 小时，服上药 15 剂后白斑控制，不再扩大。二诊：守上方加谷精草 20 克，夜交藤 20 克。继续治疗 60 天复诊，白斑基本消失。随访 6 个月，未见复发。

二十、张作舟医案（中国中医研究院广安门医院）

魏某，男，39 岁。2010 年 10 月 5 日初诊。双手指端色素脱失 4 年，先后在北京、邯郸等地治疗,效果不明显,今年有发展。现体乏无力,腰酸倦怠,手指发凉,舌红,苔薄白,脉细。处方:当归10克,防风10克,白芷10克,川芎10克,甘草10克,羌活、独活各10克,补骨脂15克,黄芪15克,浮萍10克,刺蒺藜15克,骨碎补15克,荜茇10克,桂枝10克,细辛3克。7剂。白癜酊1瓶/外用。

2010年11月9日:白癜风,眠差,倦怠,舌红苔少,脉沉。处方:当归10克,防风10克,白芷10克,川芎10克,甘草10克,柴胡10克,羌活、独活各10克,红景天10克,补骨脂15克,骨碎补15克,荜茇10克,黄芪15克,党参15克,桂枝10克,茜草10克。14剂。白癜酊1瓶外用。

2010年11月23日:白癜风面积缩小,好转,舌淡红,苔薄,脉细。处方:当归10克,防风10克,白芷10克,川芎10克,甘草10克,党参15克,黄芪15克,砂仁6克,木香10克,山萸肉10克,浮萍10克,刺蒺藜15克,马齿苋15克,补骨脂15克,荜茇10克,鸡血藤10克。14剂。白癜酊1瓶外用。

2010年12月7日:皮损已见好转,眠差倦怠,腿无力,舌红,苔白,脉沉细。处方:当归10克,防风10克,白芷10克,川芎10克,甘草10克,枸杞子10克,羌独活各10克,红景天10克,刺蒺藜15克,补骨脂15克,浮萍10克,骨碎补15克,荜茇10克,鸡血藤10克,黄芪15克,旱莲草15克,桂枝10克,女贞子10克。7剂。

2011年1月11日:白癜风肢端大致改善,倦怠好转,腰不酸,腿有力,眠差,舌暗淡,苔薄白,脉沉细。处方:当归10克,防风10克,白芷10克,川芎10克,甘草10克,黄芪20克,羌活、独活各10克,浮萍10克,刺蒺藜15克,红景天10克,补骨脂15克,茜草10克,败酱草15克,骨碎补10克,荜茇10克,枸杞子15克,泽兰叶10克,女贞子15克,旱莲草15克,远志10克。14剂。

2011年1月25日:双手指末端色素脱失基本痊愈,患者精神好,腰不酸,眠好转,舌淡,苔薄白,脉稍细。处方:守上方不变,再服1个月。

2011年3月1日电话随访,患者病情稳定,未见复发,已经治愈。

二十一、钟以泽医案(成都中医药大学附属医院)

张某,男,41岁,2003年6月19日初诊。主诉:患白癜风半年。诊见:近半年因工作繁忙,经常熬夜,致右侧面颊大片色素脱失斑,界清,伴同侧下眼睑睫毛发白,舌偏红,苔薄白,脉沉细。证属肝肾不足。治以养肝益肾。处方:黄芪40克,熟地黄、何首乌、菟丝子、桑葚各20克,川芎、当归、沙苑子各15克,黄精、

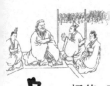

橘络、石菖蒲、补骨脂、升麻各 10 克。

　　14 剂,每天 1 剂,水煎 3 次,每次取汁 150 毫升,分 3 次服。另外用方:菟丝子 30 克,补骨脂、白芷、红花、紫草、乌梅各 15 克。白酒浸泡 1 周后,棉签蘸少许外搽患处,每天 1~2 次。

　　7 月 4 日复诊:皮损缩小、泛红,已有明显色素岛生成,舌偏红,苔薄滑,脉沉细。守方加减,处方:黄芪 30 克,山茱萸 15 克,菟丝子各 20 克,黄精、当归、川芎、石菖蒲、茯苓、沙苑子、补骨脂、桑葚、升麻各 10 克,橘络 6 克。14 剂,如法煎服。外用药继用前方法。治疗 1 月后,皮损面积明显缩小,肤色由瓷白转为红褐色,其中有大量色素岛生长,临床显效。

参考文献

[1] 丁建伟,杨洪涛.白癜风治验三则[J].山东中医杂志,2015,34(2):146.

[2] 王圣祥.桂枝汤治疗皮肤病[J].光明中医,2007,22(4):31.

[3] 于叶.健脾法治疗儿童白癜风体会[J].实用中医药杂志,2013,29(12):1070.

[4] 李瑞堂,龚学全.滋补肝肾法在色素障碍性皮肤病中的应用体会[J].中医杂志,2001,42(9):531.

[5] 廖勇梅,刘文静.陈达灿教授治疗白癜风经验纂要[J].中华中医药学刊,2007,25(3):443 - 444.

[6] 孙玉洁,李家庚.李家庚治疗白癜风经验[J].光明中医,2014,29(9):1960 - 1961.

[7] 王艳丽,韩月.林夏老师诊治白癜风经验浅析[J].中国中西医结合皮肤性病学杂志,2010,9(2):109 - 110.

[8] 李鹏英,刘红霞.刘红霞辨治白癜风经验撷要[J].中国中西医结合皮肤性病学杂志,2010,9(3):166 - 167.

[9] 顾敏婕,马绍尧.马绍尧教授治疗白癜风经验[J].浙江中西医结合杂志,2014,24(11):943 - 944.

[10] 胡祥宇.唐定书治疗白癜风经验[J].四川中医,2005,23(8):1 - 2.

[11] 邓燕,杨柳.杨柳论治白癜风经验介绍[J].广州中医药大学学报,2013,30(3):419 - 420.

[12] 穆怀萍.补益肝肾活血化瘀治疗白癜风体会[J].四川中医,2013,31(6):25 - 26.

［13］李瑞英,蔡瑞康.蔡瑞康教授中西医结合治疗白癜风经验［J］.世界中西医结合杂志,2010,5(8):657－658.

［14］欧柏生.从寒论治白癜风体会［J］.中医杂志,2012,53(16):1422－1423.

［15］肖月园,高天文.节段型白癜风特殊性、辨治体会及验案举隅［J］.中国中西医结合皮肤性病学杂志,2013,12(6):373－374.

［16］翟毓红,杨小洁,沈宇明.沈家骥主任治疗白癜风的经验［J］.云南中医中药杂志,2011,32(4):1－3.

［17］石云,丁大鹏,王启琏.王启琏从寒辨治白癜风经验介绍［J］.新中医,2007,39(1):78－79.

［18］李冬梅.张作舟教授运用扶正祛邪法治疗白癜风［J］.光明中医,2012,27(4):814－815.

［19］李春霄,赖江,高存志.钟以泽教授治疗白癜风经验介绍［J］.新中医,2011,43(8):173－174.

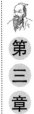

第三章

医案

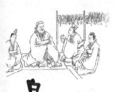
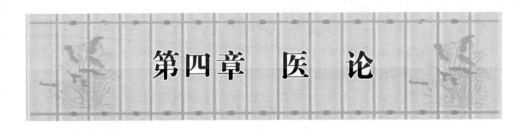

第四章 医 论

一、穆怀萍医论

穆怀萍,天津中医药大学第一附属医院皮肤科副主任医师。穆氏采取补益肝肾活血化瘀法治疗白癜风取得较好疗效。

(一)病因病机

1.肝失疏泄，气滞血瘀

《诸病源候论》认为白癜风"此亦是风邪搏于皮肤、血气不和所生也"。其后逐渐认识到与脏腑功能相关,气血失和、气血瘀滞是其主要的病理变化。周学海《读书随笔》云:"肝者,贯阴阳,统气血,握升降之枢。"气血失和主要与肝有关,《本草经疏》认为白癜风是肝脏血虚生风所致,"盖肝为风木之位,藏血之脏,血虚则发热,热甚则生风"。白癜风之风多为内风,因本病发病多与情志有关,或喜怒无常,肝气郁滞,而致肝风内动,或忧思多虑,暗耗阴血,伤及气阴。病程日久,气血亏耗,血虚生风,气滞、血虚均可致血瘀,瘀血阻络,肌肤不得荣养而致此病。《医林改错》提出"白癜风,血瘀于皮里",并创制通窍活血汤,主张用活血祛瘀治疗本病。

2.肝肾不足，肌肤失养

肤色的晦明,既依赖于肝血的濡养,又需要肾气的温煦和肝气的条达。肝主疏泄,藏血,肝血充足,肝的疏泄功能正常,则气机运行畅通,血液运行和津液输布也随之通畅无阻,肌肤得以濡养。肾藏精,精与血互生,是肌肤濡养之源。如果先天禀赋不足或长期消耗使肝肾亏虚,肌肤失养而白斑自生。白癜风患者往往伴有头晕、腰膝酸软、耳鸣、月经不调、脉细尺弱等肝肾不足表现。多有家族史、斑内毛发变白等现象,都说明证属肾精不足,肝血亏虚。所以白癜风的病机为肝肾功能失调为本，气滞血瘀为标。以此为临床治疗依据。

（二）辨证治疗

1. 疏肝理气，活血化瘀

白癜风早期多属此证型，证见身体各部位均可发病，出现形状不规则，局限或大面积色素减退斑，无自觉症状。伴有情绪烦躁易怒，或精神长期压抑，心情不畅，两肋胀疼，可有眩晕，头疼，睡眠不安，舌质红或暗红，苔薄白，脉弦数或弦滑。辨证分析：情志不舒使肝气郁结气血运行不畅，脉络瘀阻，肌肤失养而生白斑；肝郁日久必伤肝血，肝血不足不能抑制肝阳，肝阳上亢，虚风内动，病情加重，皮损扩展发无定处。所以病源在肝，肝功能失调是病机关键。治则：疏肝理气，养血活血化瘀。方剂：桃红四物汤合柴胡疏肝散加减。药用：当归、白芍、生地、川芎、桃仁、红花、鸡血藤、路路通、蒺藜、僵蚕、柴胡、郁金、川芎、煅龙骨、煅牡蛎。全方以桃红四物汤养血活血，鸡血藤、路路通加强活血化瘀通络作用，蒺藜、僵蚕祛风通络，柴胡、郁金、川芎疏肝解郁、行气活血，煅龙骨、煅牡蛎镇肝息风。全方共奏行气疏肝、养血柔肝、息风镇肝之效，使肝气调达、肝血充足，气血运行通畅，肌肤得以荣养；又有养血活血化瘀通络之品，使瘀滞得散，经络畅通，气血运行无碍，肌肤营养充沛白斑自消。

2. 滋补肝肾，化瘀通络

此证多见于长期精神紧张，烦躁忧郁，劳累过度等消耗日久至精气亏耗严重，或先天禀赋不足，证见身体出现色素脱失斑或原有白斑近日有新扩展，伴有腰膝酸软，头晕耳鸣，胸胁胀痛，烦躁，失眠健忘、脱发，妇女经少、经闭，或有身体羸弱，精神疲惫，舌质红或淡、少苔，尺脉沉细。辨证分析：长期精神或精气消耗使阴血暗耗，精血同源，肝血耗伤到一定程度必然损及肾精；或先天禀赋不足肾精亏虚。肾精不足既可出现精血不足，身体失于濡养，肌肤营养不足；也可有脏腑功能下降之证，气血运行缺乏动力，行而不畅易形成脉络瘀阻，使肌肤得不到荣养，白斑不断增多扩展。此证病机关键在于肝肾俱虚，精血不足，气血运行不畅，肌肤失养。治则：养血疏肝，补肾填精，活血通络。方剂：一贯煎合七宝美髯丹加减。方药：生地、当归、白芍、枸杞子、麦冬、川楝子、何首乌、菟丝子、补骨脂、杜仲、鸡血藤、桃仁、红花、蒺藜、旱莲草。方中生地、当归、白芍、枸杞子、麦冬、川楝子养血柔肝疏肝，使气机通畅；何首乌、菟丝子、旱莲草补肾填精，补骨脂、杜仲补肾阳，阴中求阳，鼓舞肾气，推动脏腑功能，促进气血运行；鸡血藤、桃

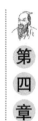

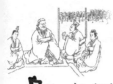
仁、红花活血通络化瘀,使皮损尽快消退;蒺藜配当归、白芍养血息风,防止皮损进一步扩展。

3. 治疗重视情志调节

《素问·举痛论》云:"百病生于气也。怒则气上,喜则气缓,悲则气消,恐则气下,思则气结,惊则气乱。"说明情志变化会影响气机,气机运行不畅导致气滞血瘀,肌肤失养而发病。《医宗必读》强调"境缘不偶,营救未遂,深情牵挂,良药难医",故历代医家主张"善医者,必先医其心,而后医其身"。

白癜风多因情志不畅,忧郁烦恼而发病,发病后如果发病部位在暴露部位易影响美观,对工作、外交造成负面作用,使患者心理负担加重,白癜风对患者的心理影响远大于皮损本身。所以心理调节对于白癜风患者尤为重要。劝导患者保持心情舒畅,增强战胜疾病信心,可使治疗事半功倍。

白癜风病因病机重点在肝肾亏虚,气血瘀阻。早期损伤在肝,逐渐伤及肾,所以调养肝肾是治疗关键。辨证论治是中医一大法宝,只要认真分析病证,辨证求因,审因论治,很多疑难病证均可见效。

现代医学认为白癜风是各种原因造成局部皮肤黑色素合成障碍,是由于皮肤和毛囊的黑色素细胞内酪氨酸酶系统的功能减退或丧失而引起的一种原发性色素脱失症。实验研究表明,中药鸡血藤、旱莲草、蒺藜、菟丝子、桃仁、补骨脂对酪氨酸酶有激活作用,菟丝子、补骨脂对酪氨酸酶具有竞争性激活作用,补骨脂、当归、白蒺藜等中药能对酪氨酸酶和黑色素的生成存在影响。这说明中医辨证所选用药物确实对白癜风有治疗作用。

二、欧柏生医论

欧柏生,广西中医学院第一附属医院皮肤性病科主任医师。欧氏辨治白癜风从寒论治,强调儿童重在健脾益气,成人重在疏肝解郁,老年人重在补益肝肾,临床分为营卫不和型、寒滞经络型、肝郁气滞型、肝肾不足型、脾胃虚弱型,并可结合外治法。

(一)病因病机

1. 风邪相搏,气血失和论

隋代巢元方所著《诸病源候论·白癜候》云:"白癜者,面及颈项身体皮肉色变白,与肉色不同,亦不痛痒,谓之白癜,此亦风邪搏于皮肤,血气不和所生也。"

清代吴谦《医宗金鉴·外科心法要诀·白驳风》也持同样的观点,"此证自面及颈项,肉色忽然变白,状类斑点,并不痛痒,由风邪相搏于皮肤,致令气血失和",主张"施治宜早,若因循日久,甚者延及遍身",治疗则主张"初服浮萍丸,次服苍耳膏;外以穿山甲片先刮患处,至燥,取鳗鲡鱼脂,日三涂之"。

2. 多白则寒论

《灵枢·五色》云:"青黑为痛,黄赤为热,白为寒。"《素问·皮部论》曰:"其色多青则痛,多黑则痹,黄赤则热,多白则寒,五色皆见则寒热也。"明确指出白色的病因为寒邪所致。

3. 血瘀于皮里论

王清任的《医林改错·通窍活血汤所治症目》则另辟蹊径,提出白癜风血瘀于皮里之说,主张用通窍活血汤化裁治疗,为中医论治白癜风开拓了新的途径。

现代中医皮肤病学在古籍对白癜风的论述基础上,多认为白癜风的发病机理为肝郁气滞,肝肾不足,气血失和,脾胃虚弱所致,同时外感风寒之邪或跌扑损伤,导致营卫不和,经络阻隔,气滞血瘀,血不荣肤,发为白斑。在辨证论治方面,多从气血和脏腑辨证,采用调和营卫,疏肝解郁,滋养补肾,补益脾胃,活血化瘀,祛风除湿的治疗法则。

欧氏认为白癜风的最主要病因是感受寒邪,寒为阴邪,易伤阳气,寒性收引和凝滞,导致毛窍收缩,卫阳闭束,气血凝滞,肌肤得不到气血荣养,发为白斑。寒邪往往夹有风邪,风性善行数变,具有发病急,变化快,病位发无定处的特性,故白斑可散发或泛发全身。临证采用解表散寒药、温里药、活血化瘀药和补益肝肾药达到祛风散寒,温通血脉,滋养肝肾之功效,且从寒论治法贯穿治疗白癜风之始终。不同的年龄,其白癜风的病因病机有不同的特点。儿童白癜风,内因多为脾气虚弱,气血生化不足,不能滋养毛发皮肉,皮肤腠理疏松,寒邪和风邪易于乘虚入侵,阻于肌表,营卫不和,气血凝滞,导致肌肤失于濡润,出现白斑;青壮年白癜风,内因多为肝郁气滞所致,许多患者在起病前和疾病发展阶段有下列特点:思虑劳神过度或精神创伤,病后忧心忡忡,寝食不安,女性伴月经紊乱等"因郁致病"和"因病致郁"的现象,中医认为,肝为刚脏,主疏泄、调气机,最易受情志影响。诸气之郁,先责之肝,肝主藏血。肝气一病,脏腑气机失调,气血运行不畅,气滞导致气血失和,经络不通,最终导致血瘀皮里,肌肤得不到气血荣养,引起局部色素脱失而发病;老年白癜风内因多为肝肾不足,精亏血少,脉络不充,血不滋养而致肌肤失荣,腠理失养,皮生白斑。

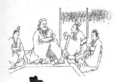

（二）治则治法

针对以上对白癜风病因病机的认识，在"从寒论治"的基础上，儿童重在健脾益气，青壮年重在疏肝解郁，老年重在补益肝肾。由于白癜风患者均存在气血失和、气滞血瘀的现象，特别是青壮年和老年患者，均应采用活血化瘀之法治疗。

（三）辨证分型

1. 营卫不和型

症状：白斑色淡，边缘模糊，病程短，起病突然，发展迅速，好发于头面颈、四肢或泛发全身，无自觉症状。舌淡红，苔薄白，脉弦，相当于白癜风的寻常型进展期阶段。治法：调和营卫，散寒疏风通络。方药：桂枝汤加四逆汤化裁。处方：桂枝9克，白芍12克，生姜9克，大枣9克，甘草6克，（制）附子15克（先煎1个小时），干姜8克，补骨脂8克，白芷5克。

2. 寒滞经络型

症状：白斑周围色素加深，边界清，发展缓慢，白斑内毛发变白，病程久，皮损局限一处或泛发全身，或发生在外伤部位，舌暗红或有瘀点瘀斑，脉涩。相当于白癜风的寻常型静止期阶段或节段型白癜风。治法：温通经络，活血化瘀。方药：当归四逆汤、四逆汤、血府逐瘀汤等方化裁。处方：当归12克，桂枝12克，白芍12克，细辛3克（后下），通草6克，大枣8枚，炙甘草6克，（制）附子15克（先煎1个小时）、干姜8克，桃仁12克，红花5克，当归10克，熟地黄30克，川芎8克，枳壳8克，柴胡5克，甘草3克，桔梗5克，牛膝10克，女贞子10克，墨旱莲10克，补骨脂8克，白芷5克。

3. 肝郁气滞型

症状：白斑不规则，浅白色，边界不清，无色素岛生成，扩展迅速，伴心情郁闷，喜叹息，常夜不成寐。舌淡红，苔薄黄，脉弦数。相当于白癜风的寻常型进展期阶段，青壮年多见。治法：疏肝解郁，调和气血。方药：四逆散、四逆汤、桃红四物汤、二至丸等方化裁。处方：柴胡6克，枳实12克，白芍20克，郁金10克，（制）附子15克（先煎1个小时），干姜8克，桃仁10克，红花6克，川芎6克，补骨脂10克，白芷6克，女贞子10克，墨旱莲10克，（煅）龙骨30克，（煅）牡蛎30克，生姜8克，大枣10克，甘草6克。

4.肝肾不足型

症状:白斑呈瓷白色,白斑区毛发变白,边界清或不清,泛发或局限,病情静止或发展缓慢,或有家族史,兼见倦怠无力,腰膝酸软,或五心烦热,舌质红,苔少,脉沉细。相当于白癜风的寻常型静止期阶段,老年患者多见。治法:补益肝肾。方药:七宝美髯丹、二至丸和四逆汤化裁。处方:何首乌30克,牛膝10克,当归10克,枸杞子30克,菟丝子30克,女贞子10克,墨旱莲10克,(制)附子15克(先煎1个小时),干姜8克,补骨脂8克,白芷5克,黑芝麻30克,桃仁10克,红花4克。

5.脾胃虚弱型

症状:白斑色淡或瓷白色,边缘模糊或清楚,病程长短不一,好发于头面、颈、四肢或散发全身,无自觉症状,或兼见气短乏力、纳呆、大便溏泻、胃脘冷痛、机体消瘦等症状,舌质淡,苔薄白。相当于白癜风寻常型进展期、静止期阶段或节段型白癜风,儿童患者多见。治法:温中健脾,益气化湿。方药:附子理中汤、参苓白术散和玉屏风散化裁。处方:党参5克,防风4克,黄芪6克,白术5克,茯苓5克,山药8克,薏苡仁10克,砂仁2克,桔梗5克,莲子3克,白扁豆6克,大枣3克,甘草3克,(制)附子3克(先煎1个小时),干姜3克,补骨脂3克,白芷3克。

（四）外治疗法

白癜风外治也宗内治原则,多从散寒祛风、调和气血、活血化瘀和补益肝肾的角度选用药物,在辨证论治的基础上,结合现代皮肤病学和中药药理学的研究成果,在复方中酌加富含呋喃香豆素类中药如补骨脂、白芷、蒺藜、无花果、马齿苋等光敏中药,这些药物可增强酪氨酸酶的活性,加速黑色素的生成。临床常用于外治治疗白癜风的药物有:(制)附子、干姜、细辛、补骨脂、白芷、乌梅、蒺藜、自然铜、丹参、红花、桂枝、甘草、刺蒺藜、女贞子、沙苑子、(煅)自然铜、羌活、马齿苋、紫苏叶、硫黄、麻黄等。以上药物泡75%酒精即可外用,每日3~6次,外涂中药后日晒5~10分钟,但要避免曝晒。

三、高天文医论

高天文,第四军医大学西京皮肤病医院主任医师,高氏认为:白癜风西医分型大体分节段型与非节段型。非节段型又包括局限型、肢端型、散发型、泛发

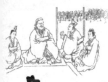

型。节段型白癜风有其独特的病机及临床特征。

(一)节段型白癜风的特殊性

节段型白癜风患者发病前常有外伤或者局部疼痛、麻木的病史,与瘀血阻络证相符。节段型白癜风的特殊性在于:按皮节单侧分布;面颈部发病最多;患病青少年为多;家族史及合并系统疾病少见;病情随病程延长而趋于稳定期,最初可进展迅速,发展3年以上者大部分患者可处于稳定期;春夏发病率高;发病诱因上多以精神因素、外伤、偏食为主。

(二)辨治体会

1.节段型白癜风的病因

节段型白癜风春季发病居多,病因多因情志所伤,或局部外伤导致气血不和、瘀血阻络,或后天脾胃虚弱,水谷精微不能荣养全身,部分又兼外感风邪,最终导致局部气血运行不畅、闭而不通、血不荣肤而发白斑。

结合上述总结的节段型白癜风的特殊性,从发病季节、分布特点来辨证分析:春季万物复苏,为风所主,在脏和肝,肝属木。春季肝木生发,风邪为盛,大有吹砣拉碾之势,人与自然相应,春季肝火易旺,或肝之疏泄失常,导致肝气郁滞,气机失调,则血行不畅、肌肤失养而致病。从发病分布特点及进展情况上看,人体如树木,发病的皮节犹如枝杈或叶脉走行,水分随叶脉濡养方使叶片葱绿,失去濡养则叶片枯黄;如局部加以外伤之力,其脉络受阻,瘀滞而不通,局部则不得濡养而脱色,或初犯于根,逐渐扩展,而呈节段分布特点。肝属木,脾属土,肝气郁滞,肝木克伐脾土,或先有脾虚,肝木相对过胜,脾虚则纳呆、纳差或挑食,脾虚则水谷运化失司,肌肤失于荣养而发白斑。从上述形象比喻可见,春季受风邪所迫,肝气生发,而致气机失调,血行不畅,瘀血阻络,或脾虚水谷精微无所生化,或局部外伤,最终导致肌肤失养而发白斑。这样节段型白癜风富有特征性的病因病机就很好地结合起来了。辨证治疗,以疏肝理气、活血化瘀为要,祛风通络为辅,兼顾脾胃,与经络分布相关,酌加引经药物,并根据证候,加中药药理证实对白癜风有效的药物。方药多选柴胡疏肝散、逍遥散、通窍活血汤、血府逐瘀汤、补阳还五汤、归脾丸、滋补肝肾丸、二至丸等加减。

2.引经药物在节段型白癜风治疗中的应用

临床上常用引经可分部位引经:发于头顶加藁本、川芎;头面部者加蔓荆子、桔梗;眉毛、上睑者选胆草、菊花;眼周者选枸杞;鼻部者加用辛夷;口唇部者加芡实;项部、上背部者加葛根;胸腹者选厚朴、青皮、瓜蒌;胁肋者加用柴胡、青皮、川楝子;腰部加生杜仲;白斑发于身体左侧者用川芎(左为气),右侧者用当归(右为血);发于上肢用桑枝、片姜黄、羌活;发于下肢者加独活、牛膝、木瓜;外阴部选蛇床子、车前子。六经引经:羌活引太阳经,白芷引足阳明胃经,苍术引太阴经,细辛、独活引少阴经,柴胡引少阳经,川芎、吴茱萸引厥阴经。

3. 中药药理证实对白癜风直接或间接有效的常用药

补骨脂、白芷、独活、蛇床子、沙参、麦冬、防风、乌梅、鸡血藤、夏枯草、女贞子、旱莲草、白蒺藜、黄芩、泽兰、山慈姑、甘草等。

4. 外治法的应用

节段型白癜风进展期过后病情相对稳定,头面暴露部位多发,且多为瘀血阻络证,更适合外用治疗,可用中药煎煮第3遍取汁外洗患部,或配用中药酊剂外涂患部如补骨脂酊和白芷酊等,但需注意避免光敏剂外用与光疗联用时导致严重的光敏反应。

高氏强调,节段型白癜风有其独特的发病特点及临床特征,临床诊疗过程中详细询问病史、四诊合参、体察入微至关重要,必要时结合外治法或西医光疗等治疗手段,并要重视心理治疗的重要性,适当为患者做心理疏导,对本病的治疗大有裨益。

四、闵仲生医论

闵仲生,江苏省中医院皮肤科主任医师。闵氏的观点主要体现在以下几个方面。

(一)强调辨证分型治疗

现代医学将白癜风分为寻常型、节段型。寻常型又可以分为局限型、散在型、泛发型、肢端型。闵氏认为,寻常型白癜风适合中药内服、外治;节段型白癜风难治,但不容易扩散,中药内服疗效差,比较适宜进行外治。结合白斑的临床变化,白癜风又可以分为进展期、稳定期。白癜风稳定期内服、外涂治疗不佳时可以考虑进行自体表皮移植术;而白癜风进展期不适宜进行自体表皮移植术治疗,否则可能因为同形反应而生成新的皮疹。

闵氏认为,白癜风初发及进展期常表现为风湿外侵证,治当祛风除湿;白癜

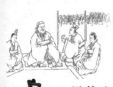

风静止期、中年白癜风患者常表现为气血失和证,治当益气养血;白癜风病久者、中老年白癜风患者常表现为肝肾阴虚证,治当滋养肝肾;白癜风因外伤诱发者、有同形反应者及中年女性白癜风患者常表现为气滞血瘀证,治当理气活血;白癜风发展迅速,春夏季或日晒后加重者多为血热夹风证,治当凉血祛风;白癜风病程较长者及挑食、偏食的青少年白癜风患者常表现为脾胃虚弱证,治当补益脾胃。白癜风的病因复杂,症状常有兼夹,闵教授认为,需要了解不同患者的侧重点,进行详细的辨证分析,才能确定证型,在明确治疗原则的前提下方可酌情加减。

(二)重视气血津液辨证

白癜风的发生、发展均与气血津液变化有关。白癜风的发生,气血失和是关键。《诸病源候论》认为,白癜风"此亦是风邪搏于皮肤,血气不和所生也"。《医宗金鉴·白驳风》认为,白癜风"由风邪搏于皮肤,致令气血失和"。闵氏认为,白癜风由风邪搏于肌肤,气血失和所致,气血失和则气血瘀滞,皮肤失于荣养而出现白斑。白癜风的病机关键不在于风,而在于局部的气血瘀阻,经络不通。正如《素问·风论》所云:"风气藏于皮肤之间,内不得通,外不得泄",久而血瘀,皮肤失养变白而发病。白癜风的发展变化过程:因情志损伤或因白癜风而致情志进一步抑郁,肝失条畅,气血失和,肌肤失养;肝郁脾虚,脾胃虚弱,运化无权,致津液生化减少;气滞血瘀日久,风邪不除,气机壅滞,经脉受遏;久病失治,瘀血阻络,新血不生,不能循经濡养肌肤,因而酿成更多皮肤白斑。

闵氏认为,气血不和,津液不足,瘀血阻络,肌肤失之濡煦或滋养,导致皮肤色素脱失而见白斑,故疏肝理气解郁、滋阴活血祛风治法贯穿白癜风治疗始终。王清任在《医林改错》中明确提出:"白癜风血瘀于皮里",并创制了通窍活血汤,主张用活血祛瘀治疗白癜风。闵教授认为,白癜风治疗当以补气、养血、滋阴、通络为主,祛风为辅。气血得调补,经络得通畅,风邪自然能除。气血同源,阴阳互根,故补益阳气,滋阴养血,扶正固本同时驱邪外出,从而达到消斑目的。肝郁气滞,气血失和者,治当疏肝理气,开达郁闭,取小柴胡汤合逍遥散加减;气虚,卫阳不固者,治当益气固表合祛风之品,取玉屏风散加味;营血不足,血虚生风者,治当补益心脾,常用四物汤、归脾汤加减;津液不足者,治当滋养津液,常用增液汤加南沙参、北沙参、石斛、玉竹、枸杞子、桑葚。根据气为血之帅,血为气之母,气滞则血瘀,血瘀则气更滞的理论。通络法包括理气通络和活血化瘀通络。柴胡、郁金、白芍等疏肝理气解郁；茯苓、白术等健脾益气；桃仁、红花、当归、丹参、香附、益母草等活血化瘀。

（三）重视脏腑辨证

《本草经疏》认为，白癜风是肝脏血虚生风所致，"盖肝为风木之位，藏血之脏，血虚则发热，热甚则生风"。当代著名中医皮肤病专家赵炳南认为，七情内伤，肝气郁结，气机不畅，复感风邪，搏于肌肤，致气血失和而发白癜风。朱仁康《中医外科学》总结近代学者临床经验，提出"肝肾不足，皮毛腠理失养而发白斑"的观点。张作舟认为，肤色的晦明存亡，既依赖于肝肾精血的濡养，又需要肾气的温煦和肝气的条达。由于白癜风持续时间长，病程日久，常累及肝肾两脏，耗伤肝血肾精，致气血虚弱，不能滋养皮肤；因久病失治，瘀血阻络，不能濡养肌腠从而加重病情。闵氏常选用熟地黄、何首乌、黑芝麻、桑葚、女贞子、旱莲草、菟丝子来滋补肝肾。

白癜风肝肾不足的观点，反映了中医学传统理论的精华。闵氏在白癜风脏腑辨证中，除了注重肝肾辨证外，还很重视脾胃的辨证，认为白癜风肝肾阴虚为本，脾胃虚弱为要。白癜风患者大多先天禀赋不足，肾精不足，肝血亏虚，肌肤失于荣养而变白；也有许多白癜风患者后天失于调养，脾胃虚弱，气血生化乏源，肌肤失养而现白斑。闵氏还很注重脾肾的相互关系，认为临床中脾肾两虚的患者较多，脾肾两虚也是白癜风发病的内因。脾肾两脏生理上相互依存促进，病理上互相影响，任何一脏的阴阳失衡都会影响到另一脏，若经久不愈最终可导致脾肾两虚的证候。因此，对于患病日久者，闵教授多从调补脾肾入手，常选用党参、山药、补骨脂、菟丝子、沙苑子、淫羊藿等健脾益肾，往往能取得满意的疗效。曾有老年女性白癜风患者，经健脾益肾治疗后，白癜风好转的同时，尿失禁症状完全消失。

（四）结合年龄、性别、季节辨证治疗

闵氏在临床上强调不同年龄患者的辨证治疗。正常小儿生机旺盛，气血充足，而白癜风患儿则因先天不足，后天失养致脾肾两虚，易感风邪，继而气血失和出现白斑。临床上患儿常表现出纳差、便溏、面色苍白或萎黄等症状。治疗当益气健脾，祛风消斑。常用茯苓、白术、山药健脾，使气血生化有源；黄芪补益肾气，以推动血液循行。因小儿脏腑娇嫩，不宜过用滋补，故临床上药物宜温

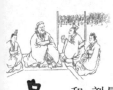
和,剂量宜轻,少用党参、何首乌。青年患者压力大,肝火旺,治疗首选疏肝理气解郁。中老年患者则因脏腑功能由盛转衰,精血暗耗,阴阳渐亏,临床上常表现肝肾不足为主的症状,治疗当补益肝肾为主。

女子以肝为先天。宋代陈自明更有"凡医妇人,必先调经"的经验论述。闵氏临床治疗女性白癜风时,除了调肝血、疏肝郁、清肝火,更注重调经,月经通调则气血和顺,方能提高临床疗效。女性白癜风患者多因情志不遂,气机阻滞,外感风湿热邪而致气血失和,临床上常常表现为精神焦虑不安,睡眠差,舌红,苔薄黄,脉滑。治疗当疏肝理气,重镇安神,使用柴胡、郁金、龙骨、牡蛎、钩藤等。

闵氏治疗白癜风还进行季节辨证。夏季发病或加重者加紫草、茜草等凉血活血药;冬季发病或加重者加桂枝、细辛、当归等温经通络药;春季发病或病情加重者加浮萍、防风等祛风解表药。

(五)辨证与辨病相结合

许多中药含有香豆精类光敏成分,结合自然光或紫外线照射可治疗白癜风。使用此类中药内服或外涂,并配合长波紫外线照射治疗白癜风的方法被称为中药光化学疗法。香豆精类化合物可存在于豆科中的补骨脂;桑科中的无花果;伞形科中的白芷、独活、羌活、北沙参、防风、蛇床子等中药中。有较强光敏作用的中草药还有虎杖、茜草、决明子、南沙参、麦冬等。

闵氏强调辨病与辨证相结合,治疗白癜风时,强调在中医辨证治疗的原则下,结合中药现代药理研究成果,喜好使用补骨脂、白芷、羌活、独活、南沙参、北沙参、沙苑子、蒺藜,常常能够取得显著疗效。闵氏还使用补骨脂、白芷、防风、甘草、乌梅,开发了本院外用制剂抗白灵霜,也取得了较好的疗效。

(六)衷中参西,开展新治疗——光疗与外科治疗

闵氏长期工作在皮肤科临床一线,他主张中西医结合,内外兼治,强调多角度分析病因后施治。其治疗白癜风的经验充分体现了以上特点。一般而言,局限型、稳定期、皮损范围小者,可选用包括自体表皮移植术在内的局部外治法。因直接作用于病变部位,疗效迅速确定,尤其以局限型白癜风为最好。而泛发型、进展期、皮损大而多者可选用内服或内外结合、中西医结合等综合疗法。闵教授先后开展了全身及局部窄谱中波紫外线、高能紫外线、308纳米准分子激光光疗,根据患者的皮损部位、大小、形态,灵活选取不同的光疗方法。

(七)辨证调护注重心理治疗

闵氏认为,白癜风患者的健康教育很重要。白癜风患者应调畅情志,避免外伤及机械性刺激,避免过度日光照射,避免接触化学物质,不随意使用祛斑脱色类护肤产品,饮食宜清淡而富有营养,忌食辛辣刺激食物。白癜风患者还应劳逸结合,避免过度劳累,要保证足够的睡眠,失眠者可使用磁石、酸枣仁、远志、合欢皮等安神之品。

白癜风是一种易诊而难治的皮肤病,虽不危及生命,但常常发于面、颈、手背等暴露部位,影响美观,给患者造成极大的精神压力和心理负担,严重影响患者的身心健康和生活质量。根据白癜风发病的神经化学因子学说,精神紧张和焦虑会导致白癜风增多、扩大。因此,白癜风患者的心理治疗和精神调养显得相当重要。闵氏十分重视心理治疗,认为对白癜风患者应该进行心理疏导,让患者充分了解病情,解除患者的心理负担,看到自己病情即使是很细微的好转,鼓励患者,必要时进行暗示治疗,树立战胜疾病的信心,坚定连续治疗的决心。

五、沈家骥医论

沈家骥,云南省中医中药研究院主任医师,云南省名中医。沈氏的观点主要体现在以下几个方面。

(一)病因病机

沈氏认为人体正常的生理活动有赖于气血功能的协调来维持。血具有滋养全身脏腑组织器官的作用,血的濡养作用可通过面色、皮肤、毛发等方面反映出来。气血都源于脾胃化生的水谷精微和肾中精气。气为血帅,血为气母,气能生血,血能生气;精能化气,气能生精;肝藏血,肾藏精,精血同源,精血互可转化,肝肾阴血不足又常可相互影响。因此,气、血、精相互影响,共同作用,肤色的晦明存亡,既依赖于肝肾精血的濡养,又需要肾气的温煦和肝气的条达。情志内伤,肝气郁结,肝失疏泄,气血失和;先天禀赋不足,后天失养,肝肾同源,精血相互滋生、转化不足,则肝肾不足。另外,风邪入侵,阻于肌表而致病也不可忽视。风性善行数变,导致白斑发无定处,泛发全身。卫表不固,风邪侵入肌表,搏于皮肤,血气不和,肌肤失于濡养。"风邪搏于肌肤"、"佛郁"、"血瘀皮里"之终极病理,皆为气血失和。气血失和,肝肾不足,皮毛腠理失养则生白斑。

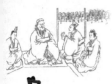

(二)辨证论治

沈氏依据中医"治风先治血,血行风自灭"、"久病必瘀"、"气为血之帅"及阳生阴长,气旺血生的理论及在整个病程中注重调节患者情志,加入疏肝解郁活血药,注意顾护脾胃气血生化之源等。"有诸内必形诸于外",表皮疾患通过内服中药治疗,沈氏常采用如下辨证分型施治。

1. 风血相搏型

皮损初发为乳白或淡红白斑,形态不一,边界欠清,皮损扩展较快,可有新发白斑,伴有瘙痒,心烦易怒,舌质淡红,苔薄,脉弦。治以祛风、调和气血。方药:当归饮子加减。白芷10克,僵蚕15克,刺蒺藜15克,羌活10克,麻黄5克,柴胡10克,天麻15克,川芎15克,当归10克,生地15克,何首乌30克,黄芪30克,紫草10克,甘草10克。

2. 气滞血瘀型

白斑色白,单发或泛发于全身,散在分布,病情常随情志变化而加重,可有外伤诱发史,常伴有胸闷嗳气或胸胁胀痛,心烦易怒,女性可见月经不调、痛经等,舌质晦暗或有瘀点,苔薄,脉弦涩。治以疏肝理脾,活血化瘀,祛风通络。方药:血府逐瘀汤加减。当归10克,川芎15克,生地15克,黄芪30克,刺蒺藜15克,柴胡10克,黄芩10克,香附15克,红花10克,紫丹参15克,三棱8克,莪术8克,甘草10克。

3. 肝肾不足型

病程日久,白斑面积较大,连成不规则大片,边界清楚,边缘颜色较深,白斑内毛发变白,有白癜风家族史,伴腰膝酸软、健忘、视物模糊、头晕耳鸣等,舌质偏红,苔薄,脉细或沉细数。治以滋补肝肾,养血祛风。方药:二至丸加味。红参30克,鹿茸10克(打粉兑服),女贞子20克,旱莲草15克,枸杞20克,刺蒺藜15克,黑芝麻20克,补骨脂10克,大枣20克,何首乌30克,熟地20克,甘草10克。

4. 衷中参西,辨病治疗

沈氏临证时在辨证施治基础上结合辨病治疗,参考现代药理研究结论,有针对性地选用适合的药物,提高疗效。药理实验证实治疗白癜风的某些药物具有以下作用:①光敏作用,如羌活、补骨脂、白芷;②激活酪氨酸酶活性,如女贞子、旱莲草、刺蒺藜、地黄、益母草、菟丝子等;③促进黑素形成的药物,如旱莲草、益母草；④增强机体免疫功能方面的补益药，如补骨脂、女贞子、枸杞子、何首乌、茯苓、人参、生黄芪；⑤含有必需微量元素的药物，如自然铜、浮萍、珍珠母、牡蛎。

5.注重调摄情志及日常生活

沈氏十分注意患者日常生活调摄：饮食调节，少食刺激性食物，多食含铜量较多的食物，如豆类、黑芝麻、无花果、黑木耳、猪肝、茄子、芋头、胡桃肉、丝瓜等；不宜多服含维生素 C 的药物及食物；保持心情愉快及大便通畅，勿劳累；适当进行日光浴，有助于本病的恢复。精神因素在白癜风的发病中起着重要作用，沈氏十分强调医患沟通，正确地疏导和引导患者，保持乐观和舒畅的心情，树立信心，坚持治疗。

六、王莒生医论

王莒生，首都医科大学附属北京中医医院主任医师、教授。王氏治疗白癜风的经验如下。

（一）个体化治疗

流行病学研究表明，本病多见于青少年。王氏临证依据本病的发病特点和青少年的不同生理病理状态，制订了相应的个体化治疗原则。

1.儿童注意调脾

小儿脏腑娇嫩，形气未充。清代著名儿科医家万全曾提出小儿"三有余，四不足"之说，即"肝常有余，心常有余，阳常有余；脾常不足，肺常不足，肾常虚，阴常不足"。《幼科发挥》云："肝常有余，脾常不足者，此都是本脏之气也，盖肝乃小阳之气，儿之初生，如木方萌，乃小阳生长之气以渐而壮，故有余也。肠胃脆薄，谷气未充，此脾所以不足也。"脾胃共居中州，主运化水谷精华，为后天之本，气血生化之源。小儿常饮食不节，或暴饮暴食，过食肥甘厚味，或偏食、厌食，均可致脾胃运化转输功能失常；过食肥甘厚味又可助湿、生热、生痰等，形成致病因素，阻碍气机，影响脾胃功能，导致脾胃虚弱，气血生化乏源，肌肤络脉不充，皮毛失于荣养，则致皮肤蕴生白斑。脾开窍于口，其华在唇。足阳明胃经环绕口唇，故皮损多发于面部及口唇处。研究表明，儿童白癜风多发生在春季。肝气旺，肝旺克于脾土，加之小儿易肝旺脾虚，表现为白斑颜色萎黄，病情发展比较缓慢，多伴有纳食减少，脘腹胀满，身倦乏力，面色微黄，舌淡，苔白或腻，脉虚

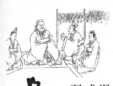
弱或滑。因此，王氏治疗多采用健脾消导之法，喜用炒白术（大便干时可用生白术）、茯苓、焦三仙等强健脾胃，除湿消食，结合小儿阳常有余的特点，佐以连翘、黄连等，清肠胃之积热。

2. 青年注意调肝

七情是人体对外界环境产生的一种生理性表现，正常情况下不会致病。但青年人的情感常持续处于过度兴奋或抑制状态，伤及五脏，使机体的平衡状态被打乱，气机紊乱，气血失和，若风邪乘虚而入，滞留于皮肤腠理之间，阻滞经脉，肌肤失养，则可促成白斑。皮损表现为白斑色泽明暗不一，无固定好发部位，白斑或圆或长，或为不规则云片状，皮损可有发红及痒痛感。发病可急可缓，多随精神情绪变化而加剧或减轻。通常伴有急躁易怒，胸胁胀满，善太息等，舌偏红或黯红，苔薄黄，脉弦。青年白癜风患者多发生在春夏两季。因此，王氏在治疗上多采用理气和血之法，喜用柴胡、郁金、香附、合欢皮、玫瑰花等疏理肝气、调和气血之品。

（二）标本兼治，善调和气血

王氏在临床上观察到白癜风患者多伴有免疫功能紊乱，机体抗病能力下降，邪气乘虚而入，致本病发生或加重。他认为本病以肝肾不足、脾胃虚弱为本，外感六淫、内伤七情、饮食失调致使气血失和而成本病。临床常采用补益肝肾、调理脾胃、祛风通络、调和气血的治疗方法。常用生黄芪、白术健脾益气，脾胃健则营气充，中焦固则卫气和，生黄芪尚可祛风固表，合防风有玉屏风散之意，安内攘外也。补骨脂、黑芝麻、首乌藤、鸡血藤补肝肾益精血，藤类药物既可通络，又可使全方补而不滞。《诸病源候论》认为白癜风是因"风邪搏于肌肤，血气不和所生"。故王氏常用白芷、蒺藜、白僵蚕、桑白皮治疗白癜风，祛内外之风，散结通滞。麻黄主入肺经，为肺经要药，王氏认为麻黄开肺，善祛表皮之风，合防风既可祛邪御邪，又可引诸药入肺经，达皮毛。

（三）经络辨证，善用引经药

王氏认为，在皮肤病的诊疗过程中一定不能忽视皮损部位的经络辨证。《素问·皮部论篇》云："皮者，脉之部也。邪客于皮则腠理开，开则邪入客于络脉，络脉满则注入经脉，经脉满则入舍于脏腑也。"反之，当机体内脏有病时，亦可通过经脉、络脉而反映于皮部，根据皮部的病理反应来推断脏腑病证。尤在泾《读书笔记》云："兵无向导，则不达贼境；药无佐使，则不通病所。"因此，王氏根据发病部位常选用一些引经药物。如发于头部常用藁本或川芎，藁本、川芎性味辛散，可上达巅顶，祛内外之风；发于眉棱骨或胃经常用白芷，借其辛散之力，入阳明经而祛风散邪，入阳明腑可调理肠胃；发于胸胁及肝经常用柴胡、郁金、香附，既可疏肝调气血，又可引诸药作用于病处；发于上肢常用姜黄，善行上肢，活血行气，引诸药直达病所；发于下肢常用川牛膝，借其引血下行之力引药下行；发于四肢常用桑枝等。

（四）中西合参

目前，有关白癜风的发病机制虽不十分清楚，但王氏参考大量文献，根据白癜风可能的发病机理，结合中药药理的作用，从调节免疫功能、激活酪氨酸酶活性、促进黑素细胞形成、增强光敏感、富含微量元素、活血化瘀改善微循环药物方面对常用中药进行研究和筛选，形成了独特的临床常用药。如黄芪、白术、茯苓、女贞子可以明显提高机体免疫力；白芷可以增加皮肤的光敏感性；蒺藜可以激活酪氨酸酶活性；补骨脂兼有这两种作用；浮萍、牡蛎富含微量元素；当归、川芎、牡丹皮活血化瘀、改善微循环。

（五）重视心理和精神调护

白癜风患者多因本病难治而普遍存在对治疗失去信心的心理特征，焦虑、抑郁、自卑等心理又会导致病情加重。研究表明，对患者进行心理咨询和治疗可以缩小白癜风皮损、减缓病情的发展。在临床中，王氏一方面善用郁金、香附、合欢皮、玫瑰花、月季花等药物疏肝解郁、理气活血；另一方面，对患者进行有针对性的心理疏导，给予安慰、同情、支持和帮助，提高对疾病的认识，解除精神紧张，减轻焦虑情绪，同时与其家属及朋友进行交流，积极争取患者身边人的配合，引导他们在患者面前保持良好的心境，帮助患者树立战胜疾病的信心。

七、王启琏医论

王启琏，天津市中医药研究院附属医院副主任医师、天津市名老中医王季儒之子及学术传人。王氏的观点主要有以下几个方面。

（一）病机为寒邪闭阻

白癜风首见于《诸病源候论·白癜候》；"白癜者，面及颈项身体皮肤肉色变

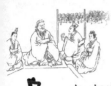

白，与肉色不同，也不痒痛，谓之白癜。"中医学认为，本病病机为气血失和、脉络瘀阻。王氏认为，白癜风病机为寒邪闭阻，气血窗闭，脉络阻滞。中医学认为，白色为寒、为虚，《灵枢·五色》曰："青黑为痛，黄赤为热，白为寒，是为五官。"《医偏·望色》曰："白色属肺，主气血虚寒，纵有虚火，断无实热。白而青者，气寒血凝。"王氏推究其寒邪来源，有因外感寒邪入侵肌表者；或素体阳虚，寒从内生者；有因外寒直中入里，深入脏腑经络者；有因过用寒凉，损伤阳气者；或因阳气不足，气血亏虚，而致寒邪入侵者。各种原因导致寒邪入侵，均可成为本病发生的病理基础。寒为阴邪，其性收引，寒则血涩，血脉不通。《素问·举痛论》曰："寒气入经而稽迟，泣而不行，客于脉外则血少，客于脉中则气不通。"《医林改错》采用通窍活血汤治疗白癜风，其病机为"血瘀于皮里"。寒邪闭阻，则气血瘀闭，脉络阻滞，毛窍闭塞，气血运行不畅，肌肤腠理得不到充足的气血濡养，故酿成白斑。

（二）温通血脉是治疗关键

温法是运用温热性药物治疗寒证，使寒去阳复，属中医学治法八法之一。寒邪闭阻，气血瘀闭，脉络阻滞是白癜风的病机。王氏以开启毛窍、温通血脉为治法。基本方组成：当归、鹿角各 12 克，桂枝、威灵仙、桃仁、红花各 10 克，麻黄 3 克，细辛 2 克，桑寄生 30 克，革解 15 克。临床根据患者具体情况，辨证论治，随症加减。

1. 温通血脉

根据《内经》"寒者热之"、"治寒以热"的原则立法。王氏认为，寒凝非温通不能散瘀行瘀，故舍弃赤芍、牡丹皮等活血化瘀寒凉之品，采用当归、桂枝、鹿角、桃仁、红花为主药，温经散寒。当归辛甘而温，入肝经，补血活血，散寒止痛，善治寒凝兼有血滞、血虚证；桂枝辛甘而温，温阳通脉，流畅气血，与当归配伍，温经散寒之功更强；鹿角咸温，能温通心肾阳气，活血化瘀；桃仁、红花善入心、肝二经，入心可散血中之滞，入肝可理血中之塞，红花质轻上浮，走外达上，通经达络，长于祛经络或上焦之癖血，桃仁质重而降，偏入里善走下焦，而破脏腑瘀血。二者相须为用，活血化瘀之力更强。

2. 开启毛窍

《素问·举痛论》曰："寒则腠理闭，气不行。"张介宾曰："寒束于外，则玄府闭密，阳气不能宣达，故收敛于中而不得散也。"故采用麻黄、细辛为土药，宜达毛窍。用小剂量麻黄,其意不在于解表散寒,而用以宣达毛窍,从表祛除寒邪;细辛能通三阴气血,外达于毫端,辛温走窜,鼓动阳气,温通表里。

3. 胜湿通络

寒邪常夹有湿邪,故温阳同时应加入祛湿之品,常以威灵仙、萆薢、桑寄生、薏苡仁为主药。威灵仙辛散温通,性猛善走,通行十二经脉,能祛风胜湿、通经络;萆薢祛风除湿通络;桑寄生为甘平之品,祛风除湿,培补肝肾;薏苡仁甘淡利湿,微寒清热,长于健脾渗湿,祛风通痹。

八、余土根医论

余土根,浙江省中医院皮肤科主任医师。余氏的主要观点体现在以下几个方面。

(一)病因病机

余氏认为本病的致病因素主要为外邪、情志、饮食、外伤四个方面。素体羸弱,腠理不固,风湿之邪易乘虚而入,致经脉不通,气血运行不畅,气血失和,血不荣肤;或情志内伤,忧思过度,肝气郁结,气机不畅,疏泄失常,气血运行失调;或饮食失节,伤及脾胃,致气血运化失常,不能散精于血,荣养肌肤;或跌打损伤,致脉络瘀阻,气血失和,则肌肤腠理失养;或肾精亏虚,肝血不足,致机体气血不和,血不荣肤。综上所言,白斑主要是由风客肌表,气血失和及脉络瘀阻所造成。

(二)辨证分型

余氏根据多年的临床经验,将本病大致归纳为 4 型:脾胃亏虚型、肝郁气滞型、肝肾不足型及气血瘀滞型。同时强调风邪在本病中的特殊地位。《诸病源候论》《证治准绳》有"风邪搏于肌肤,气血不和而成"的论述,《医宗金鉴·外科心法要诀》指出":此症自面及颈项,肉色忽然变白,状类斑点,并不痒痛,若因循日久,甚至延及全身。由风邪相搏于皮肤,致令气血失和。"余氏未将风邪致病一型专门分出,他认为风邪致病贯穿于疾病的整个过程中,以上 4 型都可以兼夹风邪。

(三)治法特点

1. 脾胃亏虚型

余氏认为脾胃为后天之本,气血生化之源,脾胃亏虚,则症见淡白色白斑,

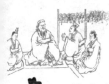

单个或多发,边界清,伴或不伴痒感,面颈及唇部多见,也可发及全身,小儿多见,伴胃纳减退,腹胀,时或便溏,乏力,面色萎黄,舌质淡胖或边有齿痕,苔白,脉弱。治以补气健脾,祛风化湿。方用白癜饮合参苓白术散加减。方药如下:菟丝子、枸杞子、制首乌、当归、扁豆、陈皮、荆芥、白蒺藜、补骨脂、白薇各 12 克,黄芪、山药、白鲜皮、自然铜各 30 克,川芎、砂仁、豆蔻各 9 克,甘草 6 克。方中菟丝子、枸杞子、白蒺藜、补骨脂、白薇、自然铜、当归、制首乌、川芎为治疗白癜风要药,下面章节会予专门分析,黄芪、山药、扁豆补气健脾,陈皮理气,砂仁、豆蔻健脾化湿,白蒺藜、荆芥祛风止痒。

2. 肝郁气滞型

余氏认为"白因气滞",情志不遂,肝气郁结,气机阻滞,而生白斑。症见白斑色泽较暗且形状不规则,全身散发,精神刺激可诱发或加重,女性多见,伴月经不调、痛经,可兼见烦躁易怒,口苦心烦,失眠,多梦,便秘,舌质偏红,苔薄黄,脉弦。治以疏肝理气,活血祛风。方用白癜饮合逍遥散加减。方药如下:菟丝子、枸杞子、制首乌、当归、柴胡、白蒺藜、茯苓、白术、白芍、补骨脂、白薇各 12 克,自然铜 30 克,香附、郁金、川芎各 9 克,甘草 6 克。方中柴胡、香附、郁金疏肝解郁,白芍柔肝,当归、川芎养血活血,白术、茯苓健脾益气,实土以御木侮,白蒺藜疏肝祛风。1995 年到 2009 年间有关白癜风治疗的中药方中,归肝经的药物使用频次最高,可见该症型在临床上更多见。

3. 肝肾不足型

余氏认为肾为先天之本,肾主藏精,肝主藏血,肝肾同源,精血互生,若肾虚精少,精不化血,血虚风胜,血虚不能润肤,发为纯白色白斑,边界清,散在或者泛发,多见白斑内毛发变白,病史较长,发展缓慢,常伴腰膝酸软、头晕耳鸣,女性月经量少色淡,舌淡或红,少苔,脉细弱。治以补益肝肾,养血祛风。方用白癜饮合六味地黄丸加减。菟丝子、枸杞子、女贞子、旱莲草、制首乌、当归、熟地、白蒺藜、茯苓、丹皮、泽泻、补骨脂、白薇各 12 克,山药、丹参、鸡血藤、自然铜各 30 克,川芎、川牛膝、杜仲各 9 克,甘草 6 克。方中熟地、川牛膝、杜仲补益肝肾,丹参、鸡血藤、当归养阴血;山药补脾肺气,泽泻利水;茯苓助山药益脾,助泽泻利水;丹皮清热;白蒺藜祛风。若阴虚较盛者,加南沙参、北沙参、知母等加强滋阴清热之功。

4. 气血瘀滞型

余氏以为气滞血瘀,气血失和,肌肤失去濡养,症见白斑色暗,无光泽,局限或者散发,边界清,多有外伤史,局部可有疼痛感,妇女月经色暗,有血块,舌质紫暗或有瘀点,苔薄,脉涩。治以活血化瘀,祛风通络。方用白癜饮合桃红四物汤加减。方药如下:菟丝子、枸杞子、制首乌、当归、熟地、白蒺藜、泽兰、柴胡、补骨脂、白薇各12克,丹参、自然铜各30克,川芎、赤芍、红花各9克,白芷、甘草各6克。方中熟地滋补阴血;丹参、当归、川芎养血活血;赤芍、红花活血散瘀;柴胡疏肝理气;泽兰活血调经;白芷祛风止痛。

(四)中医治疗特色

1. 自制白癜饮组成

菟丝子、枸杞子、补骨脂、自然铜、当归、川芎、制首乌、白蒺藜、白薇、甘草。

方解:本方以七宝美髯丹基础上加减,菟丝子、枸杞子、补骨脂、制首乌补益肝肾,且以补骨脂、制首乌之黑制白,白蒺藜祛风兼平肝疏肝,白薇清热凉血,当归、川芎养血活血,血行风止,自然铜行血祛瘀,甘草调和诸药。余氏重视并灵活运用现代药理研究成果,研究表明,菟丝子、补骨脂、甘草、川芎、白蒺藜等对酪氨酸酶有较强的激活作用;白蒺藜、补骨脂为呋喃香豆素类光敏剂,增强皮肤对紫外线敏感性,激活黑素细胞内的酪氨酸酶,加速黑素合成;同时补骨脂、菟丝子含补骨脂素,补骨脂素加上紫外线作用于白斑内残留或邻近的黑素细胞,能促进黑素细胞的分裂和移动,使白斑的色素逐渐恢复;当归、川芎改善微循环,降低血黏度,促进黑素的转运、弥散。现代细胞代谢学说指出色素减退与血清铜氧化酶降低及血清中铜离子含量不足相关,自然铜为矿物质,混有铜,活血祛瘀同时可补充铜离子。余氏建议,患者在家中可自备铜茶壶煮水饮用,也可煮水外洗。

2. 临症加减

若患者白斑有痒感者,加防风、荆芥、蝉衣祛风,白藓皮、地肤子止痒;兼见急躁易怒,失眠心烦,面赤,口苦,大便干,小便赤,舌红,苔黄脉数,加山栀、丹皮、黄柏清肝泻火,制大黄、火麻仁、绞股蓝泻热通便;兼见神疲纳呆,脘腹胀满,便溏,面色萎黄,舌淡,苔薄白或白腻,脉弱,加炒稻芽、炒麦芽、砂仁、豆蔻、陈皮、鸡内金、厚朴理气健脾和胃,黄芪、党参补气健脾,木香、佛手消胀满,苔厚腻者加藿香、佩兰、晚蚕砂芳香化湿;兼见盗汗、心烦、失眠多梦,舌红,少苔,脉细数,加南北沙参、天麦冬、玉竹滋阴清热,鸡血藤、夜交藤养血安神,龙骨、牡蛎镇静,远志安神,白薇、地骨皮、丹皮清心热;兼见妇女月经不调、痛经,舌暗者加益

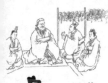

母草、八月扎、木蝴蝶、六月雪调经。

(五)紫外线照射治疗

紫外线照射之前,先外擦本院自制白癜风搽剂(补骨脂、白芷、潼蒺藜等组成),增强对紫外线的敏感性。然后使用 CO_2 激光器,每次 0.5～1 个单位,连续脉冲治疗,使白斑致微红为止。最后使用 NB—UVB 局部照射治疗,照射间距为 10～20 厘米左右,患者需戴紫外线(UV)防护眼镜,一般光疗的初始剂量按 0.2 焦/平方厘米,以后每次增加 0.01 焦/平方厘米,逐渐增加至患部皮肤出现红斑为止,此时为最小红斑量(MED),需用此剂量维持治疗,3 个月为 1 个疗程,1～2 次/周。

(六)日常调护

情志与白癜风发病密切相关,2/3 的病例与精神创伤、过度劳累、焦虑有关,因此患者平时应保持心情舒畅,情志抑郁可能加重病情;白癜风为自身免疫相关性皮肤病,故应提高自身免疫力,多做运动,微汗即可,若汗出过多,腠理疏松,风湿入侵,致气血不和,会加重病情;维生素 C 能够阻断黑素合成,减少铜离子的吸收,降低血清铜氧化酶的活性,诱发、加重白癜风,故应少食维生素 C 含量高的食物;遵循同气相求的原理,多食一些黑色食物如黑米粥;适当进行日光浴,注意保护正常皮肤,不可曝晒,曝晒后会导致黑色素细胞功能亢进,酪氨酸酶与多巴氧化的中间物质遭受破坏,黑色素便容易被破坏;不可对白斑区过度刺激,各种物理、化学和生物因素的损伤均可导致白癜风患者皮肤诱发同形反应,加重病情。

九、喻文球医论

喻文球,江西中医学院附属医院中医外科皮肤科主任医师。喻氏治疗白癜风的临床经验主要有以下几点。

(一)病因病机

喻氏认为本病病因复杂,或因情志不遂,气机紊乱,气血失和,失其濡煦之职,酿成白斑;或因病久失养,亡血失精,或损及精血,伤肝及肾,致肝不藏血肾不藏精,精亏不能化血,血虚不能生精,皮毛腠理失其濡养而致;或因跌扑损伤,积而为瘀,或恚怒伤肝而气滞血瘀,络脉阻滞不通,则新血不生,或久病失治,痰阻络脉,肌肤失养,酿而为斑;或因情志内伤,肝气郁结,气血失和,复感风邪,夹湿相搏于肌肤,令肌肤失去濡养而成。综上所述,本病的关键是肌肤失养,或因气血不和,或因肝肾不足,或因瘀血阻滞或因风湿阻络。他认为白癜风临床上往往不是某单一因素致病,而是多因素的综合结果,临床上肝肾不足,气血失和,夹风患者为多见,应养肝血祛风为主。多与气血不足,虚风内生,肝气郁结,冲任不调,虚风与气血相搏于肌肤有关。

(二)辨证论治

喻氏认为本病可分为气血不和型、肝肾不足型、瘀血阻滞型和风湿阻络型四个基本证型。

1.气血不和型

白斑色淡,边缘模糊,发展缓慢,兼见神疲乏力,面色㿠白,手足不温,舌淡苔白,脉细。治宜调和气血,祛风通络,方用八珍汤加减。常用药物有当归、党参、云苓、白芍、川芎、红花、鸡血藤、首乌藤、刺蒺藜、补骨脂。

2.肝肾不足型

白斑边缘清楚而整齐,脱色明显,斑内毛发亦多变白,局限或泛发,病程长,兼可见头昏、耳鸣、腰膝酸软,舌淡或红,苔少,脉细弱。治宜滋补肝肾,养血祛风,方用一贯煎加减。常用药物有熟地、枸杞子、桑寄生、当归、麦冬、桑葚子、女贞子、沙参、覆盆子、防风。妇人伴崩中漏下者,加阿胶,男子遗精者,加生龙骨、生牡蛎。

3.瘀血阻滞型

白斑多局限而不对称,边界截然分明,斑内毛发变白,发展缓慢,色紫黯或有瘀点,白斑亦可发生于外伤后的部位上,局部可有轻度刺痛,舌脉怒张,舌质黯有瘀点或痕斑,脉象涩滞。治宜活血化瘀,疏通经络,方用通窍活血汤加减。常用药物有赤芍、川芎、桃仁、红花、大枣、生姜、补骨脂、苏木、当归、田七、灵芝、甘草。病由跌扑损伤而发者,加乳香、没药;局部伴刺痛者,加穿山甲、姜黄。

4.风湿阻络型

白斑色淡,边缘欠清,病程较长,多泛发而不局限,兼见肌肉麻木或关节酸痛,舌质淡,苔薄白,脉弦细。治宜祛风利湿,理气活血,方用豨莶丸加减。常用药物有豨莶草、白蒺藜、土茯苓、当归、赤芍、独活、川芎、丹参、苍耳草、木香、炙

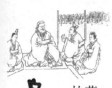

甘草。发于头面者,加荆芥、防风;发于躯干部者,加郁金、枳壳;发于下肢者,加牛膝、宣木瓜;泛发全身者,加蝉蜕。

(三)提倡借鉴现代中药药理研究成果

迄今为止,白癜风的病因及发病机理尚未阐明,发病机制主要涉及遗传、免疫—炎症、氧化应激、功能性黑素细胞缺失、神经体液、酪氨酸铜离子相对缺乏等假说。喻氏取百家之长,认为白癜风是患者免疫力低下,酪氨酸、铜离子相对缺乏等综合因素致黑色素的代谢障碍发病。针对病因,使用中医中药增强患者的免疫力,提高患者皮肤对光的敏感程度,增加铜的摄入等途径,可获良效。现代研究发现,中药白芷、补骨脂、独活、苍术、虎杖、茜草根、决明子、沙参、麦冬均有光感作用;刺蒺藜、薄荷、补骨脂、桃仁、毛茛菇、独活、夏枯草、旱莲草、白鲜皮、沙苑蒺藜可激活酪氨酸酶;菟丝子、透骨草、野菊花、藏红花、茜草、苍术、旱莲草、益母草、独活、山楂对黑素的形成有促进作用;当归、丹参、鸡血藤能改善微循环,且含铁量高;女贞子、补骨脂含较高的铜。结合现代中药研究将其运用于临床,并根据具体情况灵活应用,尽其所长,治疗白癜风收效甚佳。

(四)注重心理疗法

精神及心理因素在白癜风的发生、发展中起着重要的作用。白癜风患者因暴露部位的皮损影响美容,易出现严重的心理问题,往往难以正确对待和处理疾病。加之,治疗白癜风多数起效较慢,治疗周期相对较长,患者对治疗的信心不足。而长期的焦虑、紧张、自卑、忧郁等精神心理因素又可使皮损进一步发展、加重。喻氏认为白癜风对患者的心理影响远大于皮损本身,因此在积极治疗皮损本身的同时,非常重视心理治疗。从生物、心理、社会多层次进行考虑,同情和理解白癜风患者的精神痛苦和心理压力,并对其进行认知教育和心理疏导。如采用个别谈话、集体讲座、印刷科普读物等多种方式向患者本人、家庭、集体及公众传授有关知识,进行健康宣教,帮助患者正确认识所患疾病,解除患者思想顾虑。对患者进行心理疏导,解除精神紧张,消除心理障碍,调动患者的积极性,让患者及早接受并持之以恒地治疗,增强患者的自我调节能力,保持乐观的心态,增强患者治愈信心等。

(五)重视饮食调护

喻氏认为以下措施有助于本病恢复,提高临床疗效:①尽量避免食用酸辣及含维生素 C 丰富的食物;②多食螺旋藻。螺旋藻含丰富的蛋白质、β-胡萝卜素、叶绿素 A 以及多种人体必需的微量元素,如钙、镁、钠、钾、磷、碘、硒、铁、铜、锌等,可增强抵抗力,对白癜风的治疗有一定的帮助;③生活中尽量使用铜具,如铜碗、铜筷、铜壶、铜锅、穿戴铜饰品,以增加铜离子的摄入;④避免滥用外涂药物,以防损伤体肤,尤其是颜面部,更需慎重;⑤适当进行日光浴。

十、张作舟医论

张作舟,中国中医研究院广安门医院皮肤科主任医师。张氏根据六十多年的临床观察总结发现:白癜风患者,多因正虚邪侵而致病。郁怒伤肝,惊恐伤肾,日久耗伤阴血,使肝肾精血亏虚,此时若风邪乘虚而入,阻滞经脉,或跌仆损伤,致局部气血瘀滞,均可使腠理气血失和,肌肤失于濡养而发生疾病。《诸病源候论》认为"此亦是风邪搏于皮肤,血气不和所生也"。又如《医林改错》则明确提出"白癜风,血瘀于皮里"。近年来,现代医学提出白癜风的发病与自身免疫有关,患者免疫功能障碍,导致机体抗病能力下降,当皮肤腠理的抗病能力降低时,外界的邪气就能乘虚而入,因此造成疾病。《内经》曰:"正气存内,邪不可干;邪之所凑,其气必虚。"

张氏认为正虚表现肝肾阴虚、气血不足,邪侵乃为风邪外侵、经络阻滞。提出用扶正——重视气血,滋补肝肾以治其本;祛邪——疏风祛邪,活血通络以治其标。在前人经验的基础上,反复比较、筛选、体会,制订了中药治白癜风的基本方剂——白癜合剂。该方主要由:党参、黄芪、当归、川芎、熟地黄、赤白芍、防风、秦艽、何首乌、菟丝子、桃仁、枸杞子、补骨脂等中药组成。方中党参、黄芪补益气血;四物汤养血补血;何首乌、菟丝子、枸杞子、补骨脂补益肝肾;赤芍、防风、秦艽、桃仁祛风除湿,活血化瘀。临床上张氏强调整体观念,辨证论治,根据患者表现加减用药,如体质偏寒加桂枝、细辛;偏热者加白花蛇舌草、黄芩、虎杖、野菊花;失眠者加炒酸枣仁、远志、茯神;肝郁甚加香附、郁金、柴胡;另外加一些光敏感药如白芷、虎杖、益母草、地龙、山楂、乌蛇、桑寄生,激活酪氨酸酶,促进黑色素沉着,加快白癜风治疗进程。

在整体辨证的基础上,张氏特别注重外用药的配合治疗,自拟了白癜酊(由补骨脂、菟丝子、当归组成)外擦白斑处,同时擦完药后最好在太阳下晒 15 分钟左右,以帮助黑色素细胞再生。经张氏治疗的白癜风患者,少则一两次多则几个月见效,开始见白斑处色素再生,出现以毛囊为中心的色素岛,色素岛渐渐扩大,可相互融合,形成大片色素斑,覆盖整个白斑区,亦有色素再生由周边向中心缩小,最后白斑消失。

在药物治疗的同时,张氏特别注重对患者的心理疏导。因此类患者往往被病所困,思想负担很重,特别是病变部位在暴露处的患者。张氏耐心做患者的思想工作,劝慰患者除了影响形象外,不影响健康、工作、学习,不必有负担,只要患者积极配合,精神放松,睡好觉,那么此病是有希望治愈的。

十一、钟以泽医论

钟以泽,成都中医药大学附属医院皮肤科主任医师。钟氏治疗白癜风的经验如下。

(一)审度病机,思外揣内

钟氏对此病的认识尤为注重"有诸内必形诸外",思外揣内,审度病机。他认为,白癜风发病多与情志有关,或劳碌过度,或喜怒无常,或忧思寡虑,暗耗阴血,伤及气阴,精血同源,阴虚风动,血虚生风,血虚可致血瘀,瘀血阻络,肌肤不容而致此病。因此病影响美观,患者情志失调则肝风内动,病情进展,致病更是恶性循环,缠绵难愈。故此病病机乃气血不足,累及肝肾,脉络瘀阻,兼夹风邪。钟教授总括为"风、虚、瘀"三个字。

钟氏认为,本病系"色素脱失"白斑,病程缠绵难愈,久病多虚多瘀,多伤及肝肾。因此,钟教授对久病患者的病势演变,多考虑累及肝肾。正如《素问·风论》所云"风气藏于皮肤之间,内不得通,外不得泄",久而血瘀,皮肤失养变白而成此病。

(二)辨证论治,以黑胜白

钟氏立足本病病机及病势发展特点,将患者全身辨证与局部辨证相结合,同时考虑到皮损颜色与"五色"相联系,根据中医学"黑,五色属肾;青,五色属肝"的认识,治法上尤为注重以黑胜白,将本病分为血虚受风型和肝肾不足型两型治疗。本病以活血息风,补益肝肾为基本治疗大法。治疗须持之以恒,用药至少1个月以上,一般3个月为1疗程。病程短、面积小者疗效更佳。

1. 血虚受风型(白癜风进行期)

主症:白斑色淡,呈云片状,边缘模糊,发无定处,面色不华,舌淡,苔薄白,脉细弦。治法:养血活血,息风通络。方选自拟消白息风汤。基本方:钩藤、蒺藜、川芎、枸杞子各 15 克,橘络、当归各 10 克,鸡血藤 30 克,桑葚子、菟丝子、何首乌各 20 克。每天 1 剂,水煎服。

钟氏认为,此型对应白癜风进行期。风性轻扬,善行数变,凡为风所动之处,则白斑发无定处。本方以钩藤、蒺藜息风;桑葚、菟丝子、枸杞子、何首乌滋补肝肾;当归、川芎养血活血行气;鸡血藤养血活血通络;橘络通络透皮以引药达病所。其中菟丝子、蒺藜可提高酪氨酸酶和黑素的生成量。

2. 肝肾不足型(白癜风静止期)

主症:斑色瓷白光亮,边界清楚,斑内毛发皆白,局限或泛发,病程长,且有遗传倾向,伴有头晕耳鸣,腰膝酸软,疲劳早衰,舌红、苔少或光剥,脉沉细。治法:养肝益肾。方选自拟消白固本汤。基本方:黄芪 30 克,熟地黄、何首乌、菟丝子、桑葚各 20 克,山茱萸、当归、枸杞子、沙苑子各 15 克,补骨脂 12 克,橘络 10 克。每天 1 剂,水煎服。

钟氏认为,此型对应白癜风静止期。中医学认为,久病多虚、多瘀,久病及肾。钟教授治疗此型思外揣内,以黑胜白,尤为注重补益肝肾。此型病程长,基本无新发皮损。本方以熟地黄、山茱萸、何首乌、菟丝子、桑葚、枸杞子、沙苑子补益肝肾;黄芪益气固表,双向调节免疫力,气阴同补;补骨脂补肾助阳,乃"善补阴者,必于阳中求阴",且补骨脂含补骨脂素,可增加酪氨酸酶活性;当归养血活血,以达补而不滞;橘络通络透皮,药达病所。

(三)借鉴中药现代药理,内外合治

现代医学认为,白癜风是由于皮肤和毛囊的黑色素细胞内酪氨酸酶系统的功能减退、丧失而引起的一种原发性、局限性或泛发性的色素脱失症。钟氏认为,在辨证分型治疗的基础上,应借鉴现代中药药理研究成果用药。补骨脂中含补骨脂素和异构补骨脂素呋喃香豆素类物质,能提高皮肤对紫外线的敏感性,抑制表皮中巯基,增加酪氨酸酶活性而刺激黑色素细胞,使其恢复功能而再生色素,使其皮损不再继续扩大和白斑部位色素加深。李洪武等曾用补骨脂、当归、地肤子、白蒺藜等中药粉碎后的经醇提液和水提液加酪氨酸酶,测定其活性,发现补骨脂作用最强,白蒺藜次之。李大宁等也以上述同样方法得出白蒺藜、菟丝子、乌梅、白芷等 10 味中药对蘑菇的酪氨酸酶活性及黑素生成量均有上调作用。补骨脂、白芷、紫草具有光敏性,能增加皮肤的敏感度,制成酊剂后

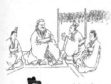

外涂,可以增加涂药后紫外光照射的效果。红花酊剂可加快皮肤的血液循环,药到病所。"有诸内必形诸外","内治之理即外治之理,所异者法耳"。钟氏认为,本病治疗应内外合治,才能达到更好的效果。钟教授常用自拟消白酊外治。处方:菟丝子30克,补骨脂、白芷、红花、紫草、乌梅各15克。将药物剪碎置于细颈棕色瓶中,以市售烈性白酒(度数为58~70度)浸泡,避光保存,1周后可使用。以棉签蘸少许药酒外搽患处,每天1~2次,以皮损处发红为度。搽药后可以晒柔和的阳光10分钟左右,面部外擦莫米松软膏,其余部位可外搽卤米松软膏。本方之补骨脂、菟丝子、乌梅、白芷等药均具有上述的药理作用,且紫草、红花取其"赤入血",另则寓意以药之"黑",反其皮损之"白"。

十二、蔡瑞康医论

蔡瑞康,第四军医大学教授、主任医师。蔡氏对白癜风病因有独到见解,采用中西药口服结合局部光化学疗法(PUVA)的独特方法治疗白癜风,在临床中取得了显著疗效,为众多的白癜风患者解除了痛苦。

(一)病因病机

白癜风,中医称之为"白驳""白驳风""白癜"。中医认为是肝肾不足、气血失和而发,西医目前病因尚未完全明确。蔡氏在多年临床实践中总结出,白癜风发病多由肝肾不足,气血失和,风邪侵袭,气滞血瘀等致肌肤失养,加之个体遗传因素、精神及免疫因素、内分泌紊乱、微循环障碍、微量元素缺乏及局部黑色素细胞功能抑制等综合作用造成。

(二)治疗

蔡氏在多年的临床工作中,吸收前人的治疗经验及对白癜风的独到见解,探索出口服中药以滋补肝肾为主,药用沙苑子9克,菟丝子9克,补骨脂9克,温补肾阳;枸杞子9克,炙首乌9克,女贞子9克,旱莲草9克,北沙参9克,黑芝麻12克,补肝肾之阴;生黄芪30克,党参15克,炒白术9克,益气健脾;白芍9克,当归9克,养血活血;刺蒺藜15克,白芷9克,散风祛邪;生甘草6克,调和诸药。舌质淡白或淡红,舌边齿痕者加茯苓9克,山药12克,大枣7克,健脾;苔薄黄或黄腻者加厚朴6克,陈皮6克,理气窍中;舌红无苔者加麦冬9克,石斛9克,元参9克,玉竹9克,益胃生津。口服西药补充微量元素及多种维生素调节免疫,常用口服甘草锌、甲钴胺、叶酸、亚西酸钠、煅自然铜、复合维生素B、左旋咪唑。局部PUVA:躯干及下肢皮损局部外用甲氧沙林溶液或白斑霜,30分钟后行稀土黑光灯局部照射,1次/日,首次1分钟,以后每3天加1分钟,累积时间至30分钟后改为隔日1次,照光后外用卤米松乳膏或曲氨奈德霜;面部皮损照光前外用他卡西醇霜,照光后外用他克莫司软膏或吡美莫司乳膏。

十三、傅魁选医论

傅魁选,大连市中医院中医外科主任医师。

傅氏认为白癜风是风邪相搏于肌肤,气血失和所致,但该病的病机关键不在于风,而在于局部的气血瘀阻,经络不通。正如《素问·风论篇》所云"风气藏于皮肤之间,内不得通,外不得泄",久而血瘀,皮肤失养变白而成此病。

治疗上以补血、养血、通络为主,祛风为辅,认为气血得调补,经络得通畅,风邪必能除。自拟玄机汤治疗。药物组成:紫草25克,草河车50克,丹参50克,川芎15克,浮萍50克,刘寄奴25克,琥珀10克,地龙10克,牡丹皮25克,土鳖虫10克,威灵仙25克。方中以紫草清热凉血、活血解毒;丹参、川芎、牡丹皮、土鳖虫等活血化瘀;以刘寄奴、琥珀、地龙、威灵仙通经活络;草河车清热解毒;浮萍祛风散热、宣肺达皮。全方突出了理血活血、通经活络的治疗思想。

十四、李红毅医论

李红毅,广东省中医院皮肤科主任医师。李氏认为该病的病因主要为"脾肾不足,外感风寒湿之邪",倡导辨体—辨证—辨病三位一体的辨治思路,儿童、成人分型而治,遣药引经,内外合治,饮食情志调节,取得了良好的临床效果。

(一)司外揣内,审证求因

纵观古代医家诸论,对该病病因病机的论述主要有:①风邪相搏,气血失和论:隋代巢元方所著《诸病源候论·白癜候》云:"白癜者,面及颈项身体皮肉色变白,与肉色不同,亦不痛痒,谓之白癜,此亦风邪搏于皮肤,血气不和所生也。"清代吴谦《医宗金鉴·外科心法要诀·白驳风》载:"此证白面及颈项,肉色忽然变白,状类斑点,并不痛痒,由风邪相搏于皮肤,致令气血失和。"②血瘀于皮里论:王清任在《医林改错·通窍活血汤所治症目》提出白癜风血瘀于皮里之说,首创通窍活血汤治疗本病。李氏根据前人的认识,结合自己多年的临床经验总

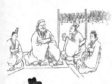
结白癜风的发病为内因、外因相作用的结果。其中内因为发病之本,是本病发生发展的主要原因;外因是发病诱因或使病情加重的因素;内外因相互作用导致白癜风的发生与发展。内因强调脾肾的作用。脾胃共居中州,为后天之本,气血生化之源。若脾胃虚弱,气血生化乏源,肌肤络脉不充而失于荣养,则见皮肤发生白斑;肾为先天之本而藏精,若肾精亏虚,精不化血导致皮肤络脉失于濡养,生成白斑。脾气的健运要依靠肾阳的温煦,而肾精也需要脾所运化的水谷精微的补充。脾肾两脏生理上相互滋助促进,因而脾肾可谓中医的"免疫器官"。外因则主要为感受风寒湿之邪。"风为百病之长",风性善行数变,具有发病急、变化快、病位发无定处的特性,故白斑可散发或泛发全身。《灵枢·五色》曰:"青黑为痛,黄赤为热,白为寒,是为五官。"寒邪闭阻,脉络阻滞,气血运行不畅,肌肤腠理得不到充足的气血濡养,故酿成白斑。风寒之邪常夹湿邪,湿性黏腻,使病邪难去,故白癜风病程长。

(二) 治则治法

李氏根据以上对白癜风病因病机的认识,认为白癜风的病性属"本虚标实,虚实夹杂",治病必求于本,标本兼治,提出了"补脾益肾,疏风散寒祛湿"的治疗大法。在白癜风进展期则侧重祛邪,在稳定期则侧重补虚。李氏临床中观察到儿童型白癜风和成人型白癜风在补益脏腑时也有所不同。小儿脏腑娇嫩,形气未充,五脏六腑皆不足,《育婴家秘·五脏证治总论》中指出:"五脏之中肝有余,脾常不足,肾常虚。"小儿生机旺盛,营养物质需求量大,而脾胃的运化功能尚未健旺,相对而言"脾常不足",故儿童型白癜风重在健脾益气,常拟补中益气汤加减。而成人型白癜风,尤其是中老年患者,脏腑功能日渐衰退,多表现为肝肾不足,精亏血少,则要重在补益肝肾,常用二至丸加减。

(三) 辨治特点

1. 辨体—辨证—辨病三位一体

在多年的临床实践中,李氏提出了"辨体为本、辨证为先,辨病为用"三位一体的辨治思路。①辨体为本:体质是辨证的基础,体质决定临床证候类型,小儿"脾常不足"多表现为脾胃虚弱体质,青中年患者其脏腑功能渐由盛转衰,其精血暗耗,阴阳渐亏多表现为肝肾亏虚体质。②辨证为先:患者皮肤白斑逐渐扩大、增多,境界不清,呈瓷白色,外界刺激常引起同形反应,则为白癜风进展期的表现,此时邪气较盛;若白斑停止发展,境界清楚,边缘色素比正常肤色深,白斑内出现色素点或不规则的色素岛,则为白癜风稳定好转期,此时疾病的主要矛盾为脾肾亏虚。③辨病为用:现代医学研究表明白癜风的发病与免疫功能异常,酪氨酸酶、铜离子的缺乏,黑色素细胞破坏等因素有关。现代药理研究发现:黄芪、党参、山茱萸、白术、茯苓等可以调节人体的免疫功能;旱莲草、女贞子、菟丝子、鸡血藤、刺蒺藜、夏枯草、川芎、白芷、补骨脂等具有激活酪氨酸酶的作用;白芷、墨旱莲、补骨脂、川芎、夏枯草、黄芩等可以促进黑色素细胞的增殖;自然铜、浮萍、珍珠母、牡蛎、银杏叶等富含大量铜离子等微量元素;丹参、菟丝子、红花、刺蒺藜、黄芪、补骨脂、白芷、女贞子等可以促进黑素细胞黏附和迁移。李氏认为在正确辨证分型后合理吸收现代药理成果用药,可提高临床疗效。

李氏治疗儿童型白癜风的基本处方为:党参、黄芪、白术、炙甘草、升麻、柴胡、当归、陈皮、制何首乌、白芷、丝瓜络、乌豆衣、自然铜。方中黄芪补中益气,升阳固表;党参、白术、炙甘草补气健脾;何首乌补肝肾,益精血;当归养血和营;陈皮调理气机;柴胡、升麻升举清阳;白芷祛风散寒除湿;丝瓜络通利经络;乌豆衣取其以药之黑反其皮损之白;自然铜补充铜离子。成人型白癜风的基本方为:女贞子、旱莲草、枸杞子、制何首乌、淫羊藿、黄芪、补骨脂、山药、炙甘草、乌豆衣、丝瓜络、自然铜、白芷。女贞子、旱莲草滋肾阴;淫羊藿、补骨脂补肾阳以达肾之阴阳平衡;肝肾同源,枸杞子、何首乌补益肝肾;黄芪、山药以健脾防补药滋腻碍胃。

2. 遣药引经

李氏在临床中善于依据皮损部位所属经络,加用引经药物,因为药得所引,则可直达病所,起到引经报使的作用。①头颈部:白芷、羌活、升麻、藁本、葛根等。②胸部:瓜蒌皮、薤白等。③腹部:乌药、香附等。④上肢:桂枝、桑枝、忍冬藤等。⑤下肢:牛膝、木瓜、蚕砂、萆薢等。⑥泛发:桔梗、路路通、威灵仙等。⑦肢端:首乌藤、鸡血藤等。

3. 注重外治法

孙思邈所著的《备急千金要方》记载:白癜风,灸左右中指节去延外宛中(即白癜风穴)三壮。李氏常嘱患者自取艾条点燃,灸白癜风穴,每日1次。同时基于热效应能改善微循环的理论基础,对于稳定期的患者,李氏认为白斑局部配合微火针疗法,可取得较好的疗效。

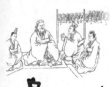

4.饮食和情志的调护

《外科正宗》:"凡病虽在于用药调理,而又要关于杂禁之法。牛、犬、腥、肢、腌腊、熏藏之物,俱能作渴;瓜、果、梨、柿、菱、枣生冷等类,又能损伤脾胃;鸡、鹅、羊肉、蚌、蛤、河豚、虾、蟹海腥之属,并能动风发痒;油腻、煎、炒、烹、炙、咸、酸厚味等,最能助火生痰。"这就指出饮食调理的重要性。嘱患者少食刺激性食物,多食含铜量较多的食物,如豆类、黑芝麻、无花果、黑木耳、猪肝、茄子、芋头、胡桃肉、丝瓜等;不宜多服含维生素 C 的药物及食物;保持心情愉快及大便通畅,勿劳累;适当进行日光浴,有助于本病的恢复。精神因素在白癜风的发病中同样起着重要作用,李氏十分强调医患沟通,正确地疏导和引导患者,保持乐观和舒畅的心情,治疗白癜风必须坚持三"心":信心、决心、恒心。信心,必须自信本病有治愈办法;决心,为接受治疗做好一切准备;恒心,坚持服药不辍,遵守医嘱,如此方能最终达到治愈之目的。

十五、黄莺医论

黄莺,成都中医药大学附属医院主任医师、教授。黄氏认为白癜风的病因不外乎"风"、"虚"、"瘀"。治疗注重中西并重,辨病与辨证相结合,内外兼治,传统中医特色疗法与现代医学方法相结合,屡获良效。

(一)中西并重,辨病与辨证相结合

1.中医病因病机及辨证论治

白癜风的病名首见于隋《诸病源候论·白癜候》,认为白癜风的病机为"风邪搏于皮肤,血气不和所生也"。黄氏认为本病病因有虚有实,初发多属实证,久则由实转虚,或虚实夹杂,但总括不外乎"风"、"虚"、"瘀"。

风为百病之长,善行而数变,且易兼邪致病。黄氏认为,风邪是本病的主要病因之一,其又分为外风与内风。外风致病责之于先天禀赋不足,卫外不固,则风邪乘虚侵袭,气血失和所致。正如《诸病源候论·白癜候》记载:"此亦是风邪搏于皮肤,血气不和所生也。"症见白斑突然出现,数目不定,边缘清楚,发无定处,伴有汗多,少气乏力,体虚易感冒,舌质淡红,苔薄白,脉弦浮。治当益气固表、调和气血,吾师常用玉屏风散加减治疗,药用黄芪 30 克,防风 10 克,白术 20 克,钩藤 10 克,刺蒺藜 10 克,补骨脂 10 克,白芷 10 克,川芎 10 克,丹参 20 克,丝瓜络 10 克。

内风致病多责之于机体脏腑气血失调，风气内动所致，黄氏则认为与血虚、血瘀关系尤为密切，治当养血活血，正所谓"治风先治血，血行风自灭"。①血虚生风型：症见白斑色淡，呈云片状，边缘清楚，发无定处，面色不华，舌淡，苔薄白，脉细弦。治当养血活血，祛风通络，方用当归饮子加减，药用黄芪30克，当归10克，熟地15克，白芍20克，川芎10克，防风10克，荆芥10克，制何首乌10克，刺蒺藜10克，南沙参30克。②血瘀生风型：症见白斑局限或泛发，边缘清楚，发无定处，面色暗淡，舌质紫暗或有瘀斑，苔薄白，脉细弦涩。治当活血化瘀，祛风通络，方用桃红四物汤加减，药用桃仁10克，红花10克，熟地15克，当归10克，白芍20克，川芎10克，郁金10克，丹参20克，鸡血藤15克，丝瓜络10克等。

黄氏认为久病必虚，临床最常表现为肝肾不足或气血两虚，气虚则卫表不固，易受风邪侵袭；久病肝失条达则暗耗阴血，血虚则肌肤失于润养而发病。治宜滋补肝肾、益气养血，吾师常用钟老经验方三黄固本汤合当归饮子加减治疗，药用黄芪30克，制黄精20克，熟地15克，菟丝子15克，女贞子15克，枸杞子15克，桑葚10克，当归10克，白芍20克，川芎10克，防风10克，荆芥10克，制何首乌10克，刺蒺藜15克，白芷10克等。

血虚日久可致血瘀，瘀血阻络，肌肤不荣而致此病。且血虚、血瘀均可生风，则更使病情加重。因此，黄氏认为白癜风患者均存在不同程度血瘀症状，故临床用药常加丹参、郁金、桃仁、红花、鸡血藤等活血化瘀之品，酌加陈皮、枳壳、路路通、丝瓜络、橘络等理气通络。

净白饮是黄氏经过多年临床经验总结，用以治疗白癜风的专方。药物组成：钩藤10克，刺蒺藜10克，补骨脂10克，枸杞子15克，白芷10克，当归10克，川芎10克，何首乌15克。方中钩藤、刺蒺藜、白芷平肝息风；枸杞子、何首乌滋补肝肾；当归、川芎养血活血行气；补骨脂补肾助阳，乃"善补阴者，必于阳中求阴"的具体应用，全方8味，涵盖"风"、"虚"、"瘀"3种病因病机，故黄氏临床上辨病与辨证相结合，多使用净白饮加减治疗白癜风，每获良效。

2. 西药治疗

西药治疗白癜风，主要是增强对黑色素细胞的保护和局部抑制免疫反应。西医将白癜风分为两型、两类、两期，根据类型和期别选择用药，多使用糖皮质激素和免疫调节剂。吾师临床上多选用转移因子、甘露聚糖肽、胸腺素、复方甘草酸苷等药物，同时结合卡泊三醇软膏外用。通过调节免疫，抑制局部免疫反

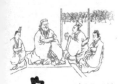

应和增强自身免疫力,达到平稳治愈、防止复发的目的。

(二)内外兼治,传统与现代相结合

中医治疗白癜风具有较强的优势及特色,黄氏尤为强调内外兼治,将传统中医特色治疗同现代医学相结合,总结了一套行之有效的治疗方法。

1. 中药外用

黄氏认为,在辨证分型治疗的基础上,应借鉴现代中药药理研究成果用药。现代药理学研究证明,补骨脂、白芷含有呋喃香豆素类化合物等光活性物质,是治疗白癜风的常用光敏剂,可使局部皮肤色素沉着。黄氏治疗常配合中药外洗。药用:菟丝子 30 克,补骨脂 10 克,白芷 10 克,红花 10 克,紫草 15 克。将药物放入市售烈性白酒(58°~70°)浸泡 1 周,避光保存。以棉签蘸少许药酒外搽患处,每天 1~2 次,轻揉至皮损处发红为度。搽药后可以晒柔和阳光 10 分钟左右。

2. 穴位注射

久病多虚多瘀,黄氏常选取足三里穴进行穴位注射,因其属足阳明胃经,具有健脾胃以补后天之本、益气血之源之功效,此外还有活血化瘀、泻热解毒的作用。操作方法:选取双侧足三里穴,常规消毒后快速进针直刺入皮下组织,小幅度提插,得气后,回抽无血,每个穴位注入驱虫斑鸠菊针注射液 1 毫升,5 次/周,7 周为 1 个疗程。黄氏认为足三里穴位注射不仅操作简便且患者依从性高,值得推广。

黄氏认为,白癜风是临床常见的皮肤色素脱失症,治疗须持之以恒,用药至少 1 个月以上,一般 3 个月为 1 个疗程。同时需要加强锻炼,增强自身抵抗力,尽量少吃富含维生素 C 的食物。

十六、马绍尧医论

马绍尧,上海中医药大学附属龙华医院皮肤科主任医师。马氏的观点主要有以下几个方面。

(一)病因病机

马氏认为该病多因先天禀赋不足或后天失养所致。病因分内因、外因,其中内因为发病之本,是该病发生发展的主要原因;外因是发病诱因或使病情加重的因素;内外因相互作用导致白癜风的发生和发展。内因主要由胎中秉承,

先天肝肾不足，后天饮食失节，脾胃失养，七情所伤，脏腑功能失调而引起。外因主要受风、寒、暑、湿、燥、火六淫之邪，邪侵皮腠，或外邪入里羁留。

该病病机为先天禀赋不足，肝肾亏损，精血生化乏源，皮肤失于濡养；饮食不节致脾胃运化失常；气血生化不足或蕴阻中焦；过急、过悲、过怒等情志不遂，可致肝失调达，气机不畅，郁滞生白斑。外感风邪，肺卫失宣，卫气郁阻，肌腠闭塞，皮毛无所主，发为白斑无定处；感受热、燥、湿、寒邪，可致热阻气机、燥热伤阴、湿久化热、寒羁化热，使皮腠脉络受遏而见白斑。久病多瘀，久病及肾，不论病因起于何邪，最终表现为血瘀阻络，肝肾亏虚，肌肤失于荣畅故色白。

（二）治疗特色

1. 辨证论治，审证求因

马氏将白癜风分为四个证型：营卫不和证、风湿热证、气滞血瘀证与肝肾不足证。营卫不和证：初期见灰白色斑片，边界模糊，伴有恶风、乏力、苔薄、舌淡、脉浮数等症。治宜调和营卫，桂枝加当归汤加减。常用药：桂枝、白芍、甘草、大枣、当归、鸡血藤、荆芥、防风、苍术、女贞子、旱莲草。风湿热证：白斑多在面部，发展快，常伴有瘙痒、倦怠、胸闷、苔薄黄、舌红、脉滑数等症。治宜清热利湿，活血祛风。常用药：苍术、白术、黄柏、土茯苓、白鲜皮、当归、白蒺藜、苍耳草、豨莶草、首乌藤、赤芍、白芍、泽兰、秦艽。气滞血瘀证：白斑散在，伴有性情烦躁不安，胸胁胀痛，夜眠不安，苔薄舌紫，脉弦细等症。治宜理气活血。常用药：柴胡、当归、白芍、香附、郁金、丹皮、地龙、白蒺藜、丹参、益母草、川芎、莪术、紫草、浮萍草。肝肾不足证：白斑色暗固定，境界清楚，病久常伴有头昏耳鸣，腰酸肢软，苔薄舌淡，脉沉细等症。常用药：熟地、山萸肉、淮山药、枸杞子、女贞子、旱莲草、菟丝子、桑葚子、仙灵脾、肉苁蓉、白蒺藜、桂枝等。

2. 用药灵活，轻重自如

根据患者的病情轻重缓急虚实而下，仔细辨证，斟酌而定。单味中药剂量少则用 3～6 克，多至 30 克，黄芪甘，微温，归肺脾经，具益气升阳、益卫固表、托毒生肌、利水退肿之功效。生黄芪味轻，补气不滋腻。炙黄芪味厚，强于滋补。故益气升阳宜炙用，固表托毒利水宜生用。如患者苔腻，舌边齿痕明显，酌加生黄芪以益气健脾不留湿。如患者久治不验，苔薄舌淡，伴见肝肾不足证候，则多用炙黄芪以补气效强。赤芍性味偏凉，可凉血活血。白芍养血柔肝，缓急止痛，敛阴。故用于治疗营卫不和证的白癜风时以桂枝通阳，白芍和营。治疗风湿热

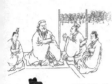

证的白癜风时,则多用赤芍以凉血活血。

3. 膏方治疗

膏方是根据整体观念、辨证论治思想,以促成滋补强身、抗衰延年、祛病纠偏的中药方剂,临床上常用于治疗带有虚损体征的慢性病。临床上肝肾不足证白癜风患者较多见,冬令时节马氏常通过膏滋药物对该型患者进行滋补肝肾、调和气血,以达到"祛病强身"的作用。常以四君子汤、五子衍宗丸、六味地黄丸、二陈汤、逍遥散、二仙汤等诸方合用,方中生地、山茱萸、淮山药、枸杞子、女贞子、旱莲草、仙灵脾、仙鹤草滋补肝肾;丹参、当归、白芍养血活血;川芎活血祛风;党参、太子参、白术、茯苓、甘草健脾益气,通过益气血、补肝肾、健脾胃等全方位调节身体机能之功。

4. 兼顾脾胃

马氏治疗该病时常加用理气助消化的药物,醒脾健脾和胃。时刻谨记"脾胃为后天之本,气血生化之源","补而不腻"。脾胃健,则气血化生有源。

5. 中西合璧

中西医结合的思维方式,是指中医辨证与辨病相结合,充分利用中医的理论体系和知识,同时了解疾病的西医病理基础及中药的现代药理学内容,在辨证的基础上加以辨病,则能够取得更好的疗效。

西医认为,白癜风的发病机制主要有自身免疫学说、黑素细胞自毁学说、微量元素学说、遗传因素等。而在治疗白癜风有效的中药中,有许多可以从现代药理学角度揭示其产生疗效的可能机制。如马齿苋、决明子、独活、羌活、虎杖、补骨脂、白芷、沙参、麦冬等可增加光敏作用;旱莲草、无花果、潼蒺藜、地黄、骨碎补、紫草、甘草、细辛、刺蒺藜、乌梅、女贞子、菟丝子等能激活酪氨酸酶活性;补肾药物中补骨脂、女贞子、菟丝子、枸杞子、何首乌、人参、生黄芪、山萸肉、白术、茯苓、黄精等可以增强机体免疫功能;透骨草、旱莲草、茜草、益母草等能促进黑素形成;自然铜、浮萍、珍珠母、牡蛎、银杏等含有人体必需微量元素。

6. 疏肝解郁,心理调护

该病病程较长,反复难愈,给患者带来很大的心理压力。患者因长期患病以及损容性的外在表现,容易情绪低落,对疾病的恢复不利,还易"木旺克土",致脾土虚弱,气血生化乏源。临床上可表现为胃脘胀气、泄泻等。故马教授遣方用药时,常加强疏肝解郁兼健脾化湿理气之品。门诊时也常用幽默的语言,通俗易懂的道理,解开患者心结,鼓励患者树立与疾病长期作战的必胜的信念,增强治疗信心，提高生活质量。

十七、杨柳医论

杨柳，南方医科大学中西医结合医院皮肤科主任医师、教授。

杨氏认为：白癜风的发病多因七情内伤，肝气郁结；病机关键乃气血失和，脉络瘀阻，兼夹风邪，累及肝肾；进展期以"风"、"瘀"为病机特点，稳定期以"虚"、"瘀"为特点。临床治疗注重分期辨证论治，将白癜风分为进展期和稳定期；具体辨证用药时根据中药"色象"理论，灵活选用有颜色的中药。主张采取内外兼治，中西医结合，进展期常配伍以口服低、中剂量之皮质内固醇激素，以改善患者之免疫状态，激活白斑复色。

（一）审证求因，分期辨证白癜风

白癜风是一种与自身免疫有关的皮肤色素脱失症，常发于面、颈、手部等暴露部位。白癜风的中医病名首见于隋·巢元方的《诸病源候论·白癜候》，认为白癜风的病机为"风邪搏于皮肤，血气不和所生也"。唐·孙思邈《千金要方》称之为"白癜风"。唐·王焘《外台秘要》又称之为"白驳"。宋·太医院编写的《圣济总录》称之为"驳白"、"斑白"、"斑驳"。

对于其病因病机，《神农本草经疏》中记载，白癜风是肝脏血虚生风所致，"盖肝为风木之位，藏血之脏，血虚则发热，热甚则生风"；赵炳南认为，七情内伤，肝气郁结，气机不畅，复感风邪，搏于肌肤，致气血失和而发白癜风；朱仁康则指出"肝肾不足，皮毛腠理失养而发白斑"的观点；张作舟更是有所发挥，认为肤色的晦明存亡，既依赖于肝肾经血的濡养，又需要肾气的温煦和肝气的调达。

杨氏认为：白癜风的发病多因七情内伤，肝气郁结，气血不畅或肝肾不足，气血亏虚，因虚生风，内外相因，终至气血失和，血不养肝而发此病，或瘀血阻络，血不养肤，或气血亏虚，肌肤不容而致此病，正如《素问·风论》所云"风气藏于皮肤之间，内不得通，外不得泄"。其病机关键乃气血失和，脉络瘀阻；兼夹风邪，累及肝肾；杨氏总结进展期为"风"、"瘀"二字，稳定期为"虚"、"瘀"二字。

（二）中药"色象"、分期论治及中西医结合系统治疗白癜风

1.首提中药"色象"、"色象"中药

杨柳教授根据中医实践者们在临床实践中应用黑色药物（如何首乌、熟地

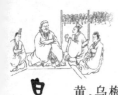

黄、乌梅、女贞子、黑芝麻、补骨脂等)治疗色素减退类皮肤病(如白癜风、白发),应用白色药物(如白芷、白附子、白茯苓、白蔹、白芨、白僵蚕、白术等)治疗色素沉着类皮肤病(如黄褐斑、皮肤黑变病)的治疗经验,将这种表明药材颜色与疗效相关的现象,称之为中药"色象";治疗与色素病色效相关的中药,称为"色象"中药。

古代中医文献中,《神农本草经》中载有白僵蚕"灭黑,令人面色好"。《普济方》载有"七白丸"(以白附子、白芨、白蔹、白芷、白僵蚕、白术、白茯苓等份制丸),治面上黡色及雀斑。《医宗金鉴》治黧黑斑名方"玉容散"由白牵牛、白蔹、白芨、白莲蕊、白术、白扁豆、白僵蚕、白茯苓、白附子、白丁香等多种白色中药组成。湖南中医药大学欧阳恒教授总结此类以白治黑、以黑治白之法为"以色治色法",研创紫铜消白方(主要为紫铜、丹参、紫草、红花等多味紫红色药材组成)治疗白癜风取得较好临床疗效。此外,更有众多医家采取辨证论治与色象理论结合治疗色素病的大量成功验案刊发于医籍期刊。杨氏是承前人之所传,创自我之新见。

杨氏根据《素问·五脏生成篇》"五色:青与肝相合、赤与心相合、黄与脾相合、白与肺相合、黑与肾相合"之道,进一步提出以五脏五色与五行相生相克关系的理论来探讨中药色象的治疗学原理,例如采用黑色类药物治疗白癜风等色素减退性皮肤病——黑色药入肾,以肾养肺而肺益生肾,以消肺金本色之病(白);用白色类药物治疗黄褐斑等色素增加的皮肤病——白色药入肺,肺金生水,以消肾水本色之病(黑)。其论述五色、五脏与五行之间的关系,体现了中医的辨证思维方法。

2.中药"色象"与分期论治有机结合治疗白癜风

杨氏临床注重分期辨证论治,将白癜风分为进展期和稳定期。在白癜风少症可辨时灵活采用中药"色象"理论,有效地指导临床医生辨证选择用药。

杨氏治疗白癜风常在辨证论治基础上,优先使用有颜色的药物,以提高临床疗效。如辨证为肝肾不足时,治当以补益肝肾为主,用药上可以优先选择何首乌、熟地黄、女贞子、黑芝麻、菟丝子、桑葚等深颜色药物;风湿蕴热,治当祛风清热,可以优先选择苍耳子、紫背浮萍、蝉蜕等;瘀阻血络,治当活血祛瘀,可以优先选用红花、鸡血藤、何首乌藤等;肝郁气滞,治当疏肝理气,可以优先选择郁金、香附、自然铜等;血热风燥,治当清热凉血息风,可以优先选用丹参、紫草、牡丹皮、旱莲草等。杨柳教授还指出外治之理即是内治之理,所以外用方剂也可以在辨证的基础上,选用补骨脂、密陀僧、雄黄、红花、乌梅、菟丝子、何首乌、麝香、骨碎补、斑蝥、丹参、旱莲草、附子、黑芝麻、五倍子等深颜色药物,其中密陀僧、雄黄、斑蝥等有毒,其治疗白癜风的功效在《外科正宗》等古医籍中已有记载,在外治法中选用此类药较内治法安全,临床上可以辨证使用。

经过长期的临床观察,杨氏发现部分白癜风患者以皮肤出现白斑为主诉,多数患者并没有其他不适证候,进行辨证论治是困难的。杨氏在分期辨证论治的基础上,灵活运用中药"色象"理论,具体选药时多择"黑"弃"白",但又不绝对化,比如在进展期,多用紫背浮萍、丹参、紫草、牡丹皮、旱莲草等色深药物,亦常用白蒺藜、苍耳子等色浅药物以祛风,共奏调和气血之功。

3. 衷中参西,中西医结合系统治疗

杨氏主张白癜风应采取中西医结合、内外兼治的系统治疗方案。一般而言,稳定期侧重"虚"、"瘀",多用补益肝肾、活血化瘀之药,常用内服基本药物为何首乌、补骨脂、熟地黄、女贞子、菟丝子、桑葚、黑芝麻、鸡血藤;外治喜用补骨脂、密陀僧、雄黄、斑蝥、丹参、五倍子等峻猛之物。若是进展期,则采用中西医结合综合疗法。其辨证注重"风"与"瘀",内服多选用祛风清热、凉血息风、活血祛瘀、疏肝理气之法,常用基本药物为苍耳子、紫背浮萍、蝉蜕、丹参、紫草、牡丹皮、旱莲草、白蒺藜。进展期常配伍以低、中剂量之皮质内固醇激素口服1~2个月,以改善患者之免疫状态,激活白斑复色。外治亦选用疏风清热,活血化瘀温和之药,如补骨脂、菟丝子、何首乌、丹参、旱莲草等。白癜风的治疗期偏长,显效需3~6个月,治愈或好转后更应坚持治疗,巩固治疗需6~12个月。杨氏先后还开展了白斑的高能紫外光照射,稳定期自体表皮移植术等治疗,灵活选用不同的治疗方案。

十八、李元文医论

李元文,北京中医药大学东方医院皮肤性病科主任医师。李氏认为白癜风的发病概为"内毒"、"外毒"。内毒实为肝气郁结,气郁化毒,治法为解郁化毒,调和营卫;外毒为环境中的各种污染,致病特点为本虚标实,治宜健脾补肾,解毒消斑;"内、外毒"相合者,脾肾亏虚为本,肝郁血瘀为标,临证健脾、补肾之时,疏肝理气活血是关键。自拟解毒消白合剂,临证加减,达调理化毒之效。

(一)"内毒"说

对于白癜风的认识,历代医家多从风邪立论,以祛风活血法治疗,但疗效并

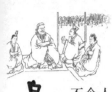
不令人满意。李氏认为,任何疾病的发生都是内因与外因相结合的产物。从白癜风发病的内因来说,可以总结为"内毒"二字。白癜风的发病主要是青壮年,以 10～30 岁组居多,占总数的 62.65%,青壮年是这个社会的顶梁柱,承受着学习、生活和工作的多重压力,他们常常生活节奏紧张,长期熬夜,缺乏运动,导致肝气郁结,气血不和。情志不遂,气机壅滞,经脉不通,导致气血、营卫失和,久则瘀血阻络,新血不生,不能循经濡养肌肤,致局部皮肤失养,酿成白斑。李教授认为,白癜风就是一个由心所生的疾病,治疗上除了解毒调和气血,必须重视调治情绪。

中医认识与西医有关报道是一致的。如 Levite M 等研究发现精神因素可使神经末梢及表皮细胞释放神经 P 物质,该物质可促进 Th1 细胞分泌 IL-2、INF-γ,上述细胞因子对黑素细胞具有抑制作用。"内毒"所致病症,李氏将之总概为气郁化毒,营卫失和证。本型发病者多为性情忧郁或者过度要强者。皮损表现为白斑色泽明暗不一,无固定好发部位,发病可急可缓,情绪压抑或急躁易怒,情绪因素可诱发或加重病情,多见于女性,可伴有妇女月经不调、痛经,经行乳房胀痛,急躁易怒等症;苔薄白,脉弦。肝郁化火者,可兼见口干、口苦、便秘,失眠多梦,舌质红,苔薄黄,脉弦数等症。本型乃是气郁化火毒为患,表现为实证、热证,治疗方法是解郁化毒,调和营卫。

(二)"外毒"说

现代社会是一个空前的工业化社会,汽车尾气、工业化的各种排放物、大量的洗涤品、化妆品、食物中的各色添加剂、防腐剂以及装修材料等,还有就是严重的光污染、噪音污染以及全球气候变暖等对人体产生的直接的刺激和间接引起人体的免疫紊乱等,可以概括为"外毒"致病说。"外毒"或搏于肌肤,或伤及脏腑,致气血不和,络脉失畅,发为白斑。这与传统中医认为白癜风的外因主要受风、寒、暑、湿、燥、火六淫之邪,邪侵皮腠,或外邪入里羁留,有一致性,但是李氏将这些因素概括为一个"毒"字,更形象地总结出病邪极盛而致病的特点。

赵辨等认为:"人们由于职业或频繁使用日用生活品等原因可诱发白癜风。白癜风有逐年升高的趋势,原因之一可能与工业上越来越多地生产、使用一些酚类化合物有关。白癜风患者细胞介导的免疫异常。"王兴刚等发现,工人所接触的化学物质对他们的免疫功能(包括细胞免疫和体液免疫)、胆素酯酶(ChE)活力、铜蓝蛋白(CP)及血液中一氧化氮(NO)含量等均有一定程度的影响。叶冬青等发现经常接触农药、油漆原料是白癜风发病的危险因素。Allkhateeb 等的研究表明除遗传因素外,环境等因素对白癜风的发病也起一定作用。可见,李氏所谓"外毒"的学说也有其现代科学证据支持。

"外毒"所致病症,李氏总结为气虚失卫,毒损血络证。前述有关文献中已经证实外在环境中化学物质对人体的免疫有损伤,因此本型的证候特点常常是本虚标实,表现出脾气不足或肾气亏虚为本之象,标实多见血瘀或湿热阻滞。治疗方法是健脾补肾,解毒消斑。

(三)"内、外毒"相合,久而伤及

李氏认为,"内毒"、"外毒"常常合而为病,久之则进一步伤及气血、脏腑。正所谓"邪之久凑其气必虚","外毒"之邪久凑必定导致人体正气虚衰,正虚不能推动脏腑正常生理机能活动,因此脏腑功能下降。此外,"久病入络",络脉瘀滞不通,内及脏腑,外及皮毛,此乃"表里同病"之意。气郁所致之"内毒",久则肝郁乘脾,脾虚不运,气血生化乏源,无以滋养先天,乃致脾肾两虚。总之,"毒"既是邪盛为之,也包括一切对人体有害的物质,它们既导致脏腑功能失调,又是脏腑失调的病理产物,反过来它们又影响脏腑的功能,形成恶性循环。最后共同损害机体,病情缠绵难愈。临床上表现为肝肾亏虚,脾肾不足,气滞血瘀等。因此,临证时不能拘泥,需分析病情,急则治标,缓则治本,扶正祛邪,调和气血营卫,不可求速效。

(四)治疗

针对"内毒""外毒"所致白癜风,李氏创设解毒消白合剂。解毒消白合剂主要的药物有黄芪、白花蛇舌草、当归、川芎、自然铜、紫草、红花、何首乌、女贞子、旱莲草、补骨脂、蒺藜、白芷、防风等。方中诸药,重用黄芪 120 克,白花蛇舌草 30 克,取其益气解毒之功,达到标本兼顾之效,用为君药;当归、川芎、紫草、红花、自然铜调和营卫气血,何首乌、女贞子、旱莲草、补骨脂补肾阴阳,"肝肾同源","肾主黑",此处调和气血、滋补肝肾兼顾,两组药合而为臣;蒺藜、白芷、防风祛风、搜风,作为佐使药,也是继承历代医家多从风邪立论的理论基础上组方而用的。纵观全方,具有益气化毒,调和营卫气血阴阳之效。

加减:邪气盛即为毒。白癜风之"内毒"者,实为肝气郁结甚,气郁化毒,因此凡心烦易怒显著者,均需加入柴胡、郁金、白芍、合欢花、玫瑰花、栀子等清肝

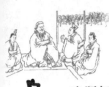
疏肝解郁之品;若焦虑、抑郁过甚至失眠者,可用酸枣仁、夜交藤、生龙骨等安神除烦;气郁化火为毒伴见舌质红,舌苔黄,大便干结难解,甚则头面部出现疖肿等,则加大清热解毒凉血之力量,增加金银花、连翘、生大黄、板蓝根等。"外毒"所致诸症,治疗始终以治本虚为主,兼顾标实。若脾虚明显,出现腹胀纳呆,神疲乏力,舌体胖大,边有齿痕等,加茯苓、薏苡仁、白术、党参等;若肾气亏虚,出现腰膝酸软、头昏、耳鸣等,则加桑寄生、杜仲、枸杞子、狗脊、鹿角片等。若湿热甚,伴随肢体困倦、头重、苔腻等,则加苍术、萆薢、滑石、车前草等;若血瘀甚,加用三七粉、桃仁、红花、全虫、丹参等。"内外毒"相合者,肝郁所致的气滞血瘀证为标,本虚与"外毒"证候无异,临证在健脾、补肾之时,疏肝理气活血是关键,可选用香附、橘核、川楝子、天仙藤、八月札、红花、桃仁等。

现代医学认为白癜风是一种原发性、局限性或泛发性的皮肤黏膜色素脱失症,可能的发病原因及机制与遗传因素、神经精神因素、黑素细胞自毁、免疫发病学说、细胞因子因素、自由基因素、微量元素相对缺乏等有关。从现代药理角度分析,方中黄芪、白花蛇舌草调节免疫;蒺藜、紫草、补骨脂、女贞子激活酪氨酸酶活性;旱莲草促进黑素细胞形成;补骨脂、白芷、防风增强光敏感;当归、红花改善微循环,自然铜含微量元素铜。

十九、蔡念宁医论

蔡念宁,首都医科大学附属北京中医医院皮肤病科的主任医师。蔡氏的观点主要体现在以下方面。

(一)病因病机

1.病因

白癜风是因先天禀赋不足或后天失养所致。病因分内因、外因:内因为发病之本,是本病发生、发展的主要原因;外因是发病诱因或使病情加重的因素;内外因相互作用导致白癜风的发生和发展。

内因主要由胎中秉承,先天肝肾不足,后天饮食失节,脾胃失养;七情所伤,脏腑功能失调而引起。外因主要受风、寒、暑、湿、燥、火六淫之邪,邪侵皮腠,或外邪入里羁留;或跌仆金刃烫伤、虫兽所伤等。

2.病机

先天禀赋不足,肝肾亏损,精血生化乏源,皮肤失于濡养;饮食不节致脾胃运化失常,气血生化不足或蕴阻中焦;过急、过悲、过怒等情志不遂,可致肝失调达,气机不畅,郁滞生斑。外感风邪,肺卫失宣,卫气郁阻,肌腠闭塞,皮毛无所主,发为白斑无定处;感受热、燥、湿、寒邪,分别可致热阻气机,燥热伤阴,湿久化热,寒羁化热,使皮腠脉络受遏而见白斑;跌仆损伤,金刃刀割,虫咬兽蚀,水火烫伤而引起气血逆乱,皮无所荣,积而为瘀,闭而不通,发为白斑。久病多瘀,病久入络,不论病因起于何邪,最终表现为血瘀阻络,肌肤失于荣畅,故色白。不论内因外因,均影响脏腑功能所主,气滞血瘀为本病病机关键。

(二)辨证论治与加减用药

1. 辨证论治

主要辨证为气血失和,肝肾不足,气滞血瘀三证。

(1)气血失和证。临床表现:病程多较短,疾病处于进展阶段。皮损色浅白、灰白或乳白,边缘清楚或欠清,形态不一,大小不定,单发或多发,无定处。常表现出面色苍白或萎黄,纳差、便溏等症状。舌质红或淡红,舌苔薄白,脉弦滑或缓。治法治则:调和气血。方药:白驳丸加减。药有鸡血藤、首乌藤、当归、赤芍、川芎、白蒺藜、白芷、补骨脂、防风、陈皮等。兼见风热者可加秦艽丸;兼见湿热者加除湿丸;兼见肝热者加泻肝安神丸;兼见血热者加凉血活血胶囊。

(2)肝肾不足证。临床表现:发病时间较长,可伴有家族史,白斑局限一处或泛发,静止而不扩展,色纯白,境界清楚而周围肤色深,斑内毛发可变白。常伴有头晕、健忘、腰膝酸软、易疲劳、月经不调等全身症状。舌质淡红或暗红,舌苔薄少,脉弦细或沉。治法治则:滋补肝肾。方药:白癜风丸加减。药包括女贞子、旱莲草、沙苑子、菟丝子、枸杞子、桑葚、首乌藤、熟地黄、白蒺藜、香附等。儿童时期发病者多见本证,药宜缓和不滋腻。

(3)气滞血瘀证。临床表现:病程长,白斑瓷白色。妇女常伴有月经不调,经血色暗有血块,或兼证不明显。舌黯、有瘀点,脉沉滑。治法治则:活血化瘀,通络润肤。方药:大黄䗪虫丸或通窍活血汤加减。药主要包括桃仁、红花、川芎、赤芍、鸡血藤等。

2. 加减用药

蔡氏在治疗白癜风时不但紧紧围绕疾病的主要矛盾气血失和,肝肾不足,气滞血瘀来组方用药,而且善于根据患者的具体情况在主要治法治则的基础上随症加减变化,充分体现了中医个体化的治疗优势。主要加减变化有:风热盛

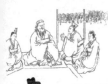

者加桑叶、菊花、蝉衣;偏于寒者加桂枝;上焦热盛者加黄芩、桑白皮;中焦有热者加黄连、知母;下焦有热者加黄柏、苍术;三焦热盛者加栀子;心火盛者加竹叶、灯心草、莲子心;血热者加白茅根、生侧柏、牡丹皮、槐花、赤芍;脾虚湿盛者加生白术、生枳壳;湿热者加茵陈、佩兰、苦参;痰浊者加半夏、陈皮、茯苓、菖蒲;烦躁易怒者加牡丹皮、栀子;情志不调者加柴胡、川楝子、郁金;眠欠安者加首乌藤、炒枣仁;肾阳不足者加仙茅、仙灵脾;脾气不足者加党参、黄芪;大便干燥者加熟军等。

3. 引经药的使用

白癜风可发生于身体的不同部位。蔡氏在治疗白癜风时注重引经药的使用,根据发病部位用引经药,提高了用药的准确性,增加皮损部位的有效药量,从而提高疗效。如:白斑发于身体左侧者用川芎,右侧者用当归;头面部者选桔梗;眉毛、上睑者选龙胆草、菊花;眼周者选枸杞;鼻部者加用辛夷;口唇部的加芡实;项部、上背部者加葛根;胸腹者选厚朴、青皮、瓜蒌;胁肋者加用柴胡、青皮、川楝子;腰部加生杜仲;上肢用桑枝、片姜黄、羌活;下肢者加牛膝、独活;外阴部选蛇床子、车前子。

4. 常用方药解析

(1)四生方。组成:生白术、生薏苡仁、生枳壳、生侧柏。解析:生白术益气健脾,生枳壳健脾理气,生薏苡仁健脾利湿,生侧柏清热凉血,四药合用,气血兼顾,以气为主,清热利湿,益气健脾,性味平和,攻补兼施,共奏调气和血、扶正祛邪之功。

(2)四子方。组成:诃子、女贞子、地肤子、车前子。解析:女贞子补益肝肾,诃子敛肺下气,车前子利水清湿热,地肤子散风止痒。此方贯穿了驱邪扶正的思想,通过利湿、疏风散邪于外,同时补益肝肾于内。

(3)四叶方。组成:桑叶、荷叶、枇杷叶、竹叶。桑叶疏风清热、清肺润燥,荷叶清暑利湿、升阳止血,枇杷叶化痰止咳,和胃降逆,竹叶淡渗利湿。四叶方重在驱邪,或疏风使邪自表解,或利湿使邪趋下渗,或化痰使邪从肺出,或清暑使邪自退去。

(4)诃子。性平,味苦、酸、涩,归肺、大肠经。肺主皮毛,本品不仅可涩肠敛肺、降火利咽,还可引药达皮。

(5)苏木。性微辛,平,味甘、咸,归心、肝、脾经。苏木入血分,活血祛瘀,通经止痛,李时珍在《本草纲目·苏方木》说:"少用则和血,多用则破血。"临床用于白癜风日久不散，以和血分、通经络、散瘀血、祛白驳，每获良效。

（6）香附。性平，味辛甘微苦，归肝、肺、脾、胃、三焦经。《本草纲目》载："香附之气平而不寒，香而能窜，其味多辛能散，微苦能降，微甘能和，乃足厥阴肝、手少阳三焦气分主药，而兼通十二经气分。"临床用于治疗白癜风取其上下通行，外达肌肤并行气解郁之功。

二十、刘红霞医论

刘红霞，新疆医科大学附属中医医院皮肤科主任医师。刘氏认为脾肾两虚是其关键，制订健脾益肾法；谨守病机，分型论治；结合药理研究、衷中参西以提高临床疗效；验方及药物介绍。

（一）对病因的认识

白癜风是一种免疫介导的可有多基因遗传背景的色素脱失性疾病，临床表现为局限性或泛发性皮肤色素脱失，是由于皮肤和毛囊的黑素细胞内酪氨酸酶系统的功能减退、丧失引起的，病理上则主要表现为黑素细胞的减少或消失。在中医学中称为"白癜"、"白驳风"等，发病与风、湿、瘀、虚诸多因素有关，病变脏腑主要在肝肾，现代其他医家还提出了风热蕴结、气血两亏、肝肾不足等学说。

刘氏在本病的认识中很注重脾肾的功能，临床中发现脾肾两虚的患者较多，提出脾肾两虚也为白癜风发病的内因，肾为先天之本而藏精，若肾虚精少，精不化血，导致皮肤络脉失于濡养，生成白斑；脾胃共居中州，为后天之本，气血生化之源。若脾胃虚弱，气血生化乏源，肌肤络脉不充而失于荣养，则见皮肤发生白斑。脾气的健运，要依靠肾阳的温煦，而肾精也需要脾所运化的水谷精微的补充。脾肾两脏生理上相互滋助促进，因而脾肾可谓中医的"免疫器官"；先天之本与后天之本在病理上互相影响，互为因果，任何一方的阴阳失衡都会影响到另一方，若经久不愈最终可导致脾肾两虚的证候。因此，对于病史日久者，多从调补脾肾入手，并提出了"补益脾肾"的学术观点，提出新疆地区白癜风发病规律及特征的新的中医证型：脾肾两虚证，制订健脾益肾法治疗原则，并取得了满意的疗效。

（二）谨守病机，分型论治

刘氏认为本病主要是七情内伤，肝气郁结，气机不畅，复感风邪，搏于肌肤，

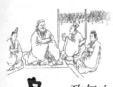

致气血失和而致白斑;风邪不除,经脉受遏,气机壅滞,血络受阻,或久病失治,瘀血阻络,新血不生,不能循经濡养肌肤,酿成肌肤白斑;脾胃虚弱,气血生化乏源,损及肾阴肾阳,肾虚精少,精不化血,导致皮肤络脉失于濡养,而致白斑。刘氏对于此病遵循辨病与辨证相结合,先辨病,后辨证。白癜风的病因复杂,症状常有兼夹,以下是临床常见证型及用药。

1. 风热束肺型

白斑以头面部为主,发生、发展迅速,多为圆形,白斑润泽。病的初期可见发热、恶寒、鼻塞、流涕、咳嗽、口渴、咽喉红肿疼痛、舌质红、苔薄白、脉浮数等。治以疏风清热,方用银花汤加减。

2. 肝郁气滞型

白斑多向肝经循行部位蔓延,如头发、双目、耳周、颈项、胸肋、乳房、小腹两侧、双胯、腹股沟、外阴等部位,患者多伴有胸肋、乳房胀痛、脘腹胀或串痛、喜叹气、嗳气吞酸、呕吐苦水、纳呆、腹痛泄泻,苔薄、脉弦等症,且常随情绪变化而变化,发展较快。治以疏肝健脾、活血祛风,方用加味逍遥散加减。

3. 瘀血阻络型

皮损多为不对称性白斑,色偏暗,部位较固定,界清,多发于外伤或其他皮肤损伤后,妇女月经色暗、有血块,舌质紫红或有瘀点,舌下脉络怒张,脉细涩。治以养血活血,通经化瘀,方用桃红四物汤加减。

4. 脾肾两虚型

白斑淡白无光或萎黄,多分布在四肢肌肉发达部位以及口唇周围,一般病程进展缓慢,多伴有纳呆、腹胀、便溏、胃脘冷痛、面色萎黄、肌肉消瘦、耳鸣耳聋、目涩肢麻、少寐健忘、腰肢酸软、遗精,舌质淡嫩,苔白厚而滑,脉虚。治以补脾益肾养血,脾胃为后天之本,精血生化之源,脾胃健运才能使气机条达。方用健脾益肾汤加减。

方中常用当归、熟地黄、何首乌柔肝养血;补骨脂、旱莲草、女贞子益肾填精;白术、黄芪、茯苓健脾益气,补后天之本以充气血生化之源;丹参、炒枳壳、川芎行气活血;白芷、白僵蚕、刺蒺藜行血散结,调理气机。诸药合用,使脾气健运,生精益髓,滋阴补肾,共奏调和气血、行气通瘀、补益脾肾之功。现代药理学研究证实方中很多中药具有不同程度的促进黑素细胞增殖、促进黑素合成、上调酪氨酸酶活性的作用,部分中药能增强黑素细胞迁移能力,如刺蒺藜、当归、何首乌、补骨脂、丹参、川芎、黄芪等,这些可为临床用药发挥疗效的部分药理机制。

刘氏在组方用药时重视引经药的运用:病变集中在头面部者,可用白芷、玫瑰花、菊花等药物;病变集中在双上肢者可加桑枝、片姜黄等;病变集中在下肢者,可用独活、川牛膝等;病变部位集中在外阴者可用车前草、龙胆草作为引经药等,从临证中观察到效验往往迅捷。

(三)临床应用衷中参西

西医治疗白癜风多采用糖皮质激素药膏、卡泊三醇类药膏外涂,光化学疗法等。刘氏通过临床观察发现,白癜风治疗采用内外同治,视病情轻重、病程长短可中西结合辨证施治,并在治疗白癜风多年的临床实践中发现,除中药内服、外擦药酒及针灸等,根据部位不同,如病在四肢末梢部位、颜面、褶皱部位可配合使用他克莫司软膏;体质差的患者可配合使用免疫调节剂,取得了较好的临床疗效。内服中药侧重补脾益肾,外擦药酒中亦可选用补脾益肾、养血活血之中药,如女贞子、补骨脂、当归、丹参、菟丝子等,有条件的地区可外擦药酒后局部照射窄谱中波紫外线,偏远地区及经济条件不允许的患者可外擦药酒后日光照射或用白炽灯局部照射,白炽灯局部照射法为刘氏独创之处,并受益于偏远及经济能力较差地区的患者。总之,刘氏在临床运用中遵循综合治疗的原则并取得满意的疗效。

二十一、林夏医论

林夏,安徽省马鞍山市中医院主任医师。林氏提出白癜风以七情内伤,肝郁肾虚为本,复感风邪,束于皮毛腠理为标,内外之邪相合,从而导致机体气血失和,络脉失畅而发病之论。林氏主张以疏肝补肾,活血化瘀为治疗大法,强调在辨证论治的基础上,立法遣方,运用古方桃红四物汤。

(一)病因病机

林氏认为纵观古代医家诸论,对该病多从"风邪相搏,气血失和"立论,值得借鉴,但现今社会变迁,人文精神,物质状况已异,故提出白癜风系七情内伤,肝郁肾虚为本,复感风邪,束于皮毛腠理为标,内外之邪相合,从而导致机体气血失和,络脉失畅而发病之论。由于气血失和易致气血瘀滞,皮肤失于荣养而出现色素脱失,再因此病程日久,可累及肝肾两脏,肝郁肾虚,阴精损伤或因久病

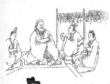
失治,瘀血阻络,不能濡养肌腠从而加重病情。其病因病机可概括为:七情内伤,肝郁肾虚,风邪搏于肌肤,气血失和,瘀血闭阻腠理而发病。

(二)辨证及用药特点

1. 病证结合,确定治则

林氏根据白癜风的发病特点及病因病机分析,确立以桃红四物汤为本病基础方,同时根据临床辨证分型的不同进行加减用药。如:气血两虚型可酌加党参、黄芪、鸡血藤、白术等;气滞血瘀型可酌加丹参、郁金、苏木、降香、柴胡等;肝肾亏虚可酌加旱莲草、枸杞子、女贞子、北沙参、黄精等;脾胃虚弱型可酌加茯苓、山药、白术、砂仁等。桃红四物汤始出于《医宗金鉴·妇科心法要诀》,具有养血、活血、祛瘀之功,最早被医家推崇为调经要方,主治由气滞血瘀造成的妇女月经不调及痛经症。明代陈实功所著《外科正宗》载:"紫白癜风,乃一体两种,紫因血滞,白因气滞,总由热体风湿所侵,凝滞毛孔,气血不行所致。"林氏利用两病"气滞血瘀"病机的相同点活用古方,使用桃红四物汤治疗白癜风,实乃异病同治之体现。现代研究认为加味桃红四物汤能使酪氨酸酶活性增强,促进黑色素合成,故可提高白癜风的治疗效果。

2. 疏肝补肾,探源求本

林氏十分推崇朱仁康前辈对该病的观点,朱老曾提出"肝肾不足,皮毛腠理失养而发斑"之说。白癜风为典型的皮肤科心身性疾病,长期的七情内伤,在很大程度上具有气机郁滞表现,如精神创伤、工作紧张、情绪易变,加之患者久病失治,伤及肝肾,导致精血生化不足,又再加重病情发展。在临床辨治过程中,要注意配合疏肝与补肾二法的应用,不可缺失。

3. 结合现代中药研究用药以增强疗效

现代医学研究表明白癜风的发病与微量元素缺乏、免疫功能异常等因素有关,而中草药中也有很多药物能够起到相应的疗效。林氏认为有了正确的辨证分型后,在组方时应充分借鉴现代中药药理的研究成果,临床上经常选用:①激活酪氨酸酶活性的药物,如北沙参、川芎、无花果、补骨脂等;②增强光敏感的药物,如白芷、虎杖、独活、姜黄等;③富含微量元素的药物,如自然铜、珍珠母、桑叶等;④调节机体免疫功能的药物,如党参、黄芪、茯苓、白术、灵芝等。对上述分类,林氏仍主张辨证分析后再选择使用,在组方中,不论内服还是外用,都能够充分体现中医的辨证论治与现代中药药理的灵活运用思路。

二十二、陈达灿医论

陈达灿,广东省中医院皮肤科主任医师。陈氏的观点主要体现在以下方面。

(一)重视病因病机强调标本兼治

中医对白癜风的病因病机可归纳为:肝肾阴虚,致气血失和,气滞血瘀;心肾不交、心脾两虚致气血失和,气滞血瘀;风邪兼肾气不足,风邪客于肌肤,气血失和,气滞血瘀,肾气不足则肾精亏,气血生化无源;血虚风乘致气血失和,血不养肤;血热风热致气滞血瘀;风湿搏于皮肤致气血失和,血不荣肤,肌肤失养;情志不遂致气机阻滞,经脉不畅,郁而成斑。外伤跌扑致气滞血瘀,络脉阻塞。

陈氏在多年的临床实践中发现,肝肾不足及气血失和为本病的主要病机。治疗上善于运用滋补肝肾的药物,如常使用旱莲草、女贞子、补骨脂、菟丝子等药物。关于气血失和,陈氏认为在小儿则主要因为先天不足,后天失养致脾肾两虚,易感风邪,继而出现气血失和。临床上此类患者常表现出面色苍白或萎黄、纳差、便溏等症状,治疗上重在健脾益气,多使用茯苓、白术、淮山药等健脾,使气血生化有源,重用黄芪以益气,以推动血液循环。对于成人,气血失和则多因情志不遂致气机阻滞,外感风湿热邪而致。临床上此类患者多表现为精神焦虑不安,纳眠差,舌红,苔薄黄,脉滑。治疗上重在疏肝理气、重镇安神及祛风除湿,多用牡蛎、龙骨、钩藤、防风等药物。

急则治其标,缓则治其本。治病必求于本。在临床治疗慢性病时,标本同治,方可取得有效而稳固的效果。陈氏在临床治疗该病的过程中,运用以上原则,确已取得一定成效。陈氏关于本病的标本认识为:肝肾不足为本病之本。黑色乃肾之主色,"发为血之余","发为肾之外候",因此白斑、毛发变白乃肝肾不足的表现,并且患者除皮肤变白外,常伴有头晕、健忘、腰膝酸软、易疲劳、月经不调等全身症状,故补益肝肾亦为治疗该病的根本原则之一。常用药:熟地、制首乌、菟丝子、补骨脂、枸杞子等。风邪入侵,气血失和为本病之标。白癜风初起多为一处或二处白色斑片,日久渐发展为多处病变,甚者泛发全身,故具有风邪善行而数变的特点;从其发病部位来看,多在头面、颈部、手背、腰背部等,又具有风为阳邪、易袭阳位之特点。因此治疗该病必选祛风之品,如荆芥、防风、白芷。而且,患者发病前或精神紧张,或长期的情志抑郁等诱因,故而需行

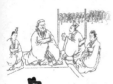
气活血,化瘀通络。常选用丹参、赤芍、鸡血藤、牛膝、丝瓜络等药物。

(二)结合年龄辨证治疗

中医治疗强调整体理论与辨证论治,三因治宜则是这一理论的具体体现。中医中药的现代研究中越来越重视体质理论在治疗方面的意义。陈氏在临床上强调不同年龄患者的辨证治疗。小儿生机旺盛,但气血充足,脏腑娇嫩。本病年幼患者证候以脾虚为主,兼夹风湿证,故治疗上主要是健脾为主,辅以祛风除湿。且因小儿脏腑娇嫩,稚阴稚阳之体,易虚易实,不宜过用滋补的药物,故陈达灿教授临床上针对小儿少用黄芪、党参、首乌等药物。所用药物温和,剂量宜轻。对于青中年患者,其脏腑功能渐由盛转衰,其精血暗耗,阴阳渐亏,易出现脏腑功能失调。本病青中年患者常表现为肝肾不足为主的症状,故治疗上以补益肝肾为主。

(三)重视经络辨证并进行相应治疗

1994年6月国家中医药管理局发布了白癜风的诊断依据、证候分类、疗效评定标准,将白癜风的中医证候分类定为气滞血瘀和肝肾阴虚两种主要类型。这个分类总结了古今的经验,抓住了白癜风病机和证候的主要特点,执简驭繁,规范了白癜风的中医证候。陈氏在临床实践中对于白癜风的辨证治疗遵循上述分类的同时,重视结合经络辨证进行治疗。陈氏指出临床上好发于面部、四肢等暴露部位的患者占较大比例。而这些部位以阳经分布为主,故针对阳经使用相应药物可增强疗效。

(四)善于运用现代医学理论

现代医学认为白癜风是由于皮肤和毛囊的黑色素细胞内酪氨酸酶系统的功能减退、丧失而引起的一种原发性、局限性或泛发性的色素脱失症。补骨脂中含补骨脂素和异构补骨脂素呋喃香豆素类物质,能提高皮肤对紫外线的敏感性,抑制表皮中巯基,增加酪氨酸酶活性而刺激黑色素细胞,使其恢复功能而再生色素,使其皮损不再继续扩大和白斑部位色素加深。另研究发现,补骨脂、白芷、防风有光敏作用。陈氏在治疗白癜风的过程中在中医辨证治疗的原则下,结合中药现代化研究的理论选用补骨脂、白芷、防风等药物内服和外用治疗以增强疗效。

(五)注重心理治疗及精神调摄

白癜风虽不直接危害身体健康,但其发病后白斑成片,特别易发于面颈部及手部等暴露部位,严重影响美容,给患者造成极大的心理压力,故易导致性格孤僻,不愿参加社交活动,严重影响到患者的身心健康和生活质量。且常因治病心切而乱投医,这样不仅病情不能缓解,甚至会加重病情。因此,对于本病的心理治疗和精神调理显得尤为重要。陈氏一直重视该方面的治疗,在多年的临床治疗过程中总结出如下几点:①耐心解释病情,积极取得患者的信任。大多本病患者都存在自信心不足,临床上可见患者低头不愿正视医生,声音低等现象,作为医务工作者应以平常心面对,既不歧视也不过于关切。应给患者提供本病的正确信息,告之患者本病目前在全世界范围内仍尚无根治办法,但本病并不直接危害身体健康,并且部分患者有自愈倾向。②树立患者的信心,以及坚持治疗的决心和耐心。目前本病虽无根治的办法,但临床上屡见疗效满意的患者,本病疗程长,故需要患者树立信心。③辅以重镇安神的药物治疗。本病患者大多精神负担重,睡眠差,如果长期得不到改善会加重病情。故辅以此类药物治疗以改善患者睡眠等状况。

二十三、刘复兴医论

刘复兴,云南省中医医院皮肤科主任医师。刘氏的观点主要体现在以下几个方面。

(一)辨证分型施治

1.肝郁气滞型

证见:皮肤白斑,兼见两胁作痛,寒热往来,头痛目眩,口燥咽干,神疲食少,月经不调,乳房作胀,舌质淡红,苔薄白或薄黄,脉弦而虚。治法:疏肝理脾,活血祛风。方药:丹栀逍遥加减。丹皮 15 克,炒栀子 15 克,益母草 15 克,当归 15 克,杭芍 30 克,白术 15 克,茯苓 30 克,炒柴胡 15 克,薄荷 6 克,刺蒺藜 60 克,煅自然铜 30 克,沙苑子 30 克,小红参 30 克,蜈蚣 2 条。

2.表气虚弱型

证见:皮肤白斑,兼见恶风,易感风邪而病感冒,自汗,舌质淡红,苔薄白,脉虚浮。治法:益气固表,调和气血。方药:玉屏风散加味。生黄芪 45 克,白术

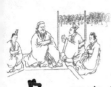

15 克,防风 30 克,刺蒺藜 60 克,煅自然铜 30 克,沙苑子 30 克,蜈蚣 2 条。

3. 血热风热型

证见:皮肤白斑,色略粉红,边缘模糊,伴微痒感,舌质淡红,苔薄黄,脉滑数。治法:凉血活血,清热祛风。方药:自拟荆芩汤加味。荆芥 15 克,枯芩 15 克,生地 30 克,丹皮 15 克,赤芍 30 克,紫草 30 克,刺蒺藜 60 克,煅自然铜 30 克,小红参30 克,蜈蚣 2 条。

4. 风湿型

证见:皮肤白斑,兼见头痛恶寒,身重疼痛,面色淡黄,胸闷不饥,午后身热,舌质淡,苔薄白或薄白腻,脉弦细而濡。治法:健脾除湿,调和气血。方药:三仁汤加减。杏仁(冲)15 克,生苡仁 60 克,白蔻仁(冲)15 克,厚朴 15 克,法夏 15 克,淡竹叶 10 克,通草 6 克,滑石(包煎)18 克,刺蒺藜 60 克,煅自然铜 30 克,沙苑子 30 克,蜈蚣 2 条。

5. 脾胃气虚型

证见:皮肤白斑,兼见面色萎黄,语气低微,四肢无力,食少或便溏,舌质淡,苔薄白,脉细缓。治法:益气健脾,滋生气血。方药:香砂六君汤加味。木香 10 克,砂仁(冲)15 克,潞党参 30 克,白术 15 克,茯苓 30 克,炙甘草 10 克,陈皮 10 克,法夏 15 克,刺蒺藜 60 克,煅自然铜 30 克,沙苑子 30 克,蜈蚣 2 条。

6. 肝肾阴虚型

证见:皮肤白斑,兼见腰膝酸软,头目眩晕,耳鸣耳聋,盗汗遗精,或虚火上炎而致骨蒸潮热,手足心热,或消渴,或虚火牙痛,口燥咽干,舌燥咽干,舌红少苔,脉细数。治法:滋补肝肾,调和气血。方药:六味地黄汤加味。熟地 30 克,山茱萸 15 克,淮山药 30 克,丹皮 15 克,沙苑子 30 克,泽泻 15 克,茯苓 30 克,刺蒺藜 60 克,煅自然铜 30 克,蜈蚣 2 条。

7. 气虚血瘀型

证见:皮肤白斑,兼见少气乏力,舌质淡红,苔薄白,舌下脉络迂曲,脉缓或细涩。治法:益气活血。方药:补阳还五汤加减。生黄芪 60 克,当归 12 克,川芎 15 克,桃仁(冲)15 克,红花 10 克,赤芍 30 克,刺蒺藜 60 克,煅自然铜 30 克,女贞子 30 克,旱莲草 15 克,沙苑子 30 克,蜈蚣 2 条。

(二)体会

各型患者,刘氏均选用刺蒺藜、煅自然铜,且重用刺蒺藜至 60 克;除血热风热型外,均选用沙苑子。刺蒺藜性味苦、辛、平,归肝经。功效:平肝疏肝,祛风明目。《本草求真》谓其"质轻色白、辛、苦,微温,按据诸书虽载能补肾……然总宜散肝经风邪,凡因风盛而见目赤肿翳,并通身白癜瘙痒难当者,服此治无不效"。自然铜是一种矿物,其色如红铜或黄铜,质较纯而轻,味辛气平,入血行血,为伤科接骨之要药。从现代细胞代谢学说了解,色素减退的原因,既与血清铜氧化酶活性降低有关,又与血液中铜离子的含量不足有关。刘氏用其治疗白癜风,取其辛散行血祛瘀之功。同时,刘氏还建议患者在生活用水及烹饪时,用铜锅、铜壶(紫铜效佳)。临床确有一定疗效。沙苑子甘、温,归肝、肾经。功效:补肾固精,养肝明目。据现代药理研究证实,其对酪氨酸酶有激活作用。酪氨酸酶可使酪氨酸羟基化而产生 DOPA,再使 DOPA 氧化成 DOPA 醌,后者经聚合而形成黑素。可见沙苑子对黑素的生成具有重要的促进作用。各型均用蜈蚣,此物性味辛,温;有毒。归肝经。此处用之,取其息风通络之意,又为引经之药也。刘氏认为,饮食宜忌在白癜风的治疗中占举足轻重的作用。因而,临证时不厌其烦地告诫患者忌口:少吃酸味食品,多吃动物肝脏,忌食鸭子、臭豆腐及水果中之芒果、菠萝、草莓。《外科正宗》载:"凡病虽在于用药调理,而又要关于杂禁之法……牛、犬、腥、膻、腌腊、熏藏之物,俱能作渴;生干瓜、果、梨、柿、菱、枣生冷等类,又能损伤脾胃;鸡、鹅、羊肉、蚌、蛤、河豚、虾、蟹海腥之属,并能动风发痒;油腻、煎、炒、烹、炙、咸、酸厚味等,最能助火生痰。"

二十四、禤国维医论

禤国维,广东省中医院皮肤科的主任医师、教授。禤氏认为白癜风的病机有三:其一,如《医宗金鉴·白驳风》所云"由风邪博于皮肤,致令气血失和"。风湿之邪搏于肌肤,气血失畅,血不荣肤所致,常用白蒺藜、白芷、蝉蜕、浮萍、苍术等。其二,对于因情志损伤或因白癜风致情志抑郁,肝失调畅,气血失和,肌肤失养,常用鸡血藤、丹参、红花、赤芍、川芎等。其三,由于本病持续时间长,久病伤损,致肝肾亏虚,故常用女贞子、旱莲草、首乌、补骨脂、蒺藜等。同时禤氏认为治疗疾病之宗在于阴阳平衡,因此在上述病机的认识上选用黑白配对的方药进行治疗,其用药有:菟丝子、白蒺藜、旱莲草、白芍、玄参、浮萍、乌豆衣、白芷、生牡蛎、女贞子、补骨脂、丹皮、白术。达到祛风疏风除湿、理血和血、调补肝肾之功效,其治疗方法与欧阳蘅的以黑制白的"紫铜消白片"(紫铜、紫背浮萍、紫河车、紫丹参、紫草等组成)迥异,但治疗效果一样。

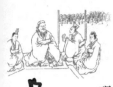

现代医学认为补骨脂、刺蒺藜、白芷等有上调酪氨酸酶活性,加速黑色素生成作用。补骨脂中含补骨脂素和异构补骨脂素等呋喃香豆素类物质,能提高皮肤对紫外线的敏感性,抑制表皮中巯基,增加酪氨酸酶活性刺激黑色素细胞恢复功能而再生色素。女贞子可明显提高机体免疫力,增强机体抗御外邪的能力,白鲜皮可使皮肤的黑色素和酪氨酸活性增加。结合文献报导,活血祛风及滋补肝肾中药有激活酪氨酸酶活性作用。诸药配伍,共奏疏肝祛风、通络养血、调和气血之功。

二十五、唐定书医论

唐定书,成都中医药大学附属医院皮肤科副主任医师。唐氏治疗白癜风的经验:气血失和是其关键,根据气血失和的程度,结合西医的分型分期分性,划分为三型及其多种治疗原则的灵活运用;衷中参西提高疗效。

(一)谨守病机,分期论治

唐氏认为本病主要是七情内伤,肝气郁结,气机不畅,复感风邪,搏于肌肤,致气血失和所致。风邪乘虚入侵,或者跌扑损伤,皆可导致气血不和,瘀血阻络,肌肤失之濡煦或滋养,酿成皮肤色素脱失而致白斑。唐氏提出,对于此病应该辨病与辨证相结合,先辨病,后辨证。白癜风的病因复杂,症状常有兼夹,难以完全划分开。对于此病,发生气血失和是其关键,因此在划分本病时根据气血失和的程度,结合白癜风西医诊断的分型分期分性,划分为以下三型,并根据各型的不同,采用不同的理法方药。

1. 肝郁气滞型

唐氏提出此型多见于白癜风的寻常型的局限性、散在性、肢端性,不完全性白斑进展期。一般以情志抑郁,肝经所过部位发生胀闷疼痛,以及妇女月经不调,舌红苔薄白,脉弦等,作为诊断的主要依据。七情内伤,肝气郁结,气机不畅,复感风邪,搏于肌肤,致气血失和所致。治宜疏肝理气解郁。方选柴胡疏肝散加减(柴胡、枳壳、白芍、甘草、香附、川芎、陈皮。

2. 肝脾不调型

多见于白癜风的寻常型(四性均可出现)、节段型,不完全性白斑,进展期,稳定期也可见到。以胸胁胀满窜痛,易怒,纳呆腹胀便溏,舌苔白或腻,脉弦为诊断的主要依据。肝气不疏,肝木乘土,在内脾气虚气血生化乏源,运化水湿功能异常,在外风湿遏于络脉。故应采用调和肝脾,健脾除湿的方法。方选四逆散加减(柴胡、枳实、白芍、甘草)。

3. 肝肾阴虚型

多见于白癜风的寻常型(四性均可出现)、节段型,不完全性白斑、完全性白斑,进展期、稳定期。一般以胁痛,腰膝酸软,耳鸣遗精与阴虚内热(五心烦热,颧红盗汗),舌红少苔为诊断的主要依据。肝气郁滞,气郁化火,灼伤阴液。肝阳常有余,肝阴常不足,肝肾同源,责之于肾。治疗上滋阴养血,补益肝肾。方选二至丸加减(女贞子、旱莲草)。

此种分型更利于量化,更趋标准。但白癜风的病因复杂,症状常有兼夹,难以完全划分开。故在临床治疗上常有以上几种治疗原则合用的情况。总的治疗原则:疏肝理气解郁,活血祛风除湿,滋阴养血活血。此外唐氏在临床中指出:气血不和,瘀血阻络,肌肤失之濡煦或滋养,酿成皮肤色素脱失而致白斑。故在治疗上疏肝解郁、活血祛风法应贯穿始终。气血不和,瘀血阻络,肌肤失养,故通络法的应用十分必要。通络法可采用活血化瘀通络的办法,也可采用理气通络的方法。气血同源,阴阳互根,故补阳益气可滋阴养血,同时可扶正固本,驱邪外出,益气以消斑。如此一来,思路明晰,指导思想的多元灵活更加丰富了临床。

(二)衷中参西

现代研究认为:白癜风是因为在各种因素作用下,导致酶系统的抑制或黑素细胞的破坏或使黑素体生成或黑化过程障碍,导致色素脱失而成。故在治疗上只要切断以上环节就可以达到治疗目的。主要应从以下几个方面考虑:①上调酪氨酸酶活性,增加黑素合成:补骨脂中含有补骨脂素,它有致光敏作用,内服或外涂皮肤,经日晒或紫外线照射,可使局部皮肤色素沉着。僵蚕、水牛角含有酪氨酸酶,赤芍、菟丝子等36种单味中药具有激活酪氨酸酶作用,其中赤芍、川芎、黄芩、女贞子及旱莲草等15种高于或等于8-甲氧补骨脂素;白芷等14种单味中药对酪氨酸酶有双向调节作用,其中呈高浓度激活低浓度抑制酪氨酸酶活性有白芷、生地黄等,高浓度抑制低浓度激活酪氨酸酶者有防风、甘草、白芍、北沙参、桂枝等。白芷、刺蒺藜含有呋喃香豆素可以有利于恢复或加速黑素细胞合成黑色素。②改善体内铜离子水平:如自然铜可以补充铜离子,磁石含有类铜离子的物质。③提高人体免疫水平:因证明白癜风是一种与自身免疫密

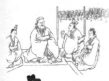
切相关的疾病,故可以考虑从提高机体免疫功能入手。而中药滋补肝肾方能使黑素瘤细胞酪氨酸酶 mRNA 表达水平增加,已经证明对于调节人体的免疫功能有明显作用。

(三)经验方

1. 内服

基本方药用补骨脂、制首乌、僵蚕、白芷、刺蒺藜、自然铜。内服方体现了疏肝解郁,活血祛风,补益肝肾之法。刺蒺藜苦辛平,归肝经,平肝疏肝,祛风止痒,早在《千金方》中就提出单用本品研末冲服,治白癜风。僵蚕可息肝风,也可祛外风。白芷辛,解表散风,祛外风。三药体现疏风解郁祛风的原则。自然铜活血化瘀,体现活血之法。补骨脂辛苦温,归肾脾经,补脾肾之阳;制首乌甘涩微温,归肝肾经,补肝肾之阴,两药同用,阴阳同补,阴得阳生则生化无穷。加减化裁:对于肝郁气滞,情志抑郁,肝经所过部位胀痛的患者,加枳壳、枳实;月经不调者,加香附、川芎、郁金、丹参、红花,香附为气病之总司,女科之主帅,川芎乃血中气药,郁金活血行气止痛,丹参、红花活血力量较强,还可用于加强通络,改善局部血循;脾气虚弱,纳呆腹胀便溏,湿浊中阻的患者,加藿香、佩兰、砂仁;如有风湿痹痛,一身麻木不仁者,加威灵仙;有外感风邪表证者,无论风寒、风热,皆可加防风;对于肝肾阴虚,腰膝酸软,耳鸣遗精者,加黄精、枸杞、墨旱莲、山茱萸;对于阴虚内热,五心烦热,颧红盗汗者,加黄柏、知母;对于气郁发热,热甚入于营血,加生地既可清热凉血,又可滋养阴液,标本皆顾;对于肝阳上亢者,可选刺蒺藜、磁石、钩藤,后者还可以加强祛内风的力量;对于气阴两虚者,酌情可加参苓白术散或玉屏风散,可以达到益气消斑的目的。对于补阳药的应用,可以仍从阴阳互根角度理解。橘络理气通络。

2. 外用

药用补骨脂、菟丝子、白芷、红花、乌梅、制首乌、刺蒺藜、当归。将方药浸泡于白酒中,淹过药品为度。避光密闭 1 周后去药渣,取药酒外搽,早晚各 1 次。外用方可加强养血活血的力量。当归补血活血,《景岳全书·本草论》记载:"当归补中有动,行中有补,诚血中之气药,亦血中之圣药。"乌梅酸涩平,具有收涩作用,在《本经逢原》中记载有去肌肤恶肉的作用。酒为百药之长,辛温通散,以助药力。

参考文献

[1] 穆怀萍.补益肝肾活血化瘀治疗白癜风体会[J].四川中医,2013,31(6):25-26.

[2] 欧柏生.从寒论治白癜风体会[J].中医杂志,2012,,53(16):1422-1423.

[3] 肖月园,高天文.节段型白癜风特殊性、辨治体会及验案举隅[J].中国中西医结合皮肤性病学杂志,2013,12(6):373-375.

[4] 刘岩,闵仲生教授治疗白癜风临床经验简介[J].新中医,2011,43(8):175-177.

[5] 翟毓红,杨小洁,沈宇明.沈家骥主任治疗白癜风的经验[J].云南中医中药杂志,2011,32(4):1-3.

[6] 王丽,王莒生,周冬梅.王莒生基于个体化方案治疗白癜风[J]中国中医药信息杂志,2013,20(10):83-84.

[7] 石云,丁大鹏,王启琏.王启琏从寒辨治白疲风经验介绍[J]新中医,2013,39(1):78-79.

[8] 沈利玲,余土根.余土根教授治疗白癜风经验[J].浙江中医药大学学报,2013,37(4):388-390.

[9] 张世鹰,徐小港,严张仁.喻文球治疗白癜风经验荟萃[J].辽宁中医杂志,2013,40(11):2212-2213.

[10] 李冬梅.张作舟教授运用扶正祛邪法治疗白癜风[J].光明中医,2012,27(4):814-815.

[11] 李春霄,赖江,高存志.钟以泽教授治疗白癜风经验介绍[J].新中医,2011,43(8):173-174.

[12] 李瑞英,蔡瑞康.蔡瑞康教授中西医结合治疗白癜风经验[J].世界中西医结合杂志,2010,5(8):657-658.

[13] 傅明波,赵华,潘学文.玄机汤治疗白癜风141例临床小结[J].中医杂志,1981,22(6):54.

[14] 潘锡伟,李红毅,梁家芬.李红毅主任治疗白癜风经验[J].时珍国医国药,2015,26(4):988-999.

[15] 郑吉林,陈芳,钟继珍.黄莺治疗白癜风经验[J].湖南中医杂志,2015,31(3):37-38.

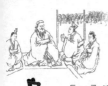

[16] 顾敏婕,马绍尧.马绍尧教授治疗白癜风经验[J].浙江中西医结合杂志,2014,24(11):943-944.

[17] 邓燕,杨柳.杨柳论治白癜风经验介绍[J].中医药大学学报,2013,30(3):419-420.

[18] 杨碧莲,李元文教授治疗白癜风经验浅谈[J].环球中医药,2012,5(2):135-136.

[19] 张广中,王倩,曹洋.蔡念宁教授治疗白癜风经验浅谈[J].中国中西医结合皮肤性病学杂志,2011,10(2):111-112.

[20] 李鹏英,刘红霞.刘红霞辨治白癜风经验撷要[J].中国中西医结合皮肤性病学杂志,2010,9(3):166-167.

[21] 王艳丽,韩月.林夏老师诊治白癜风经验浅析[J].中国中西医结合皮肤性病学杂志,2010,9(2):109-110.

[22] 廖勇梅,刘文静.陈达灿教授治疗白癜风经验纂要[J].中华中医药学刊,2007,25(3):443-444.

[23] 潘莉虹,黄虹,刘复兴.导师刘复兴治疗白癜风经验[J].云南中医中药杂志,2006,27(1):4.

[24] 李红毅,褟国维.褟国维教授治疗白癜风经验[J].中医药学刊,2006,24(1):24.

[25] 胡祥宇.唐定书治疗白癜风经验[J].四川中医,2005,23(8):1-2.